〈子どものやる気を育てる〉シリーズ

勉強とスポーツに自信がつく

ビジョントレーニング

北出勝也

創元社

はじめに

スマホやゲームなどの影響もあり、
視覚機能の弱さを持っている子どもは、
以前よりも増えているように思います。
昔よりも屋外で体を動かすことや、
ボールや積み木などで遊ぶ機会が
減ってしまったことも原因の一つだと思います。

また特に最近はコロナの影響もあり、人と触れあう機会も減りました。
眼と眼を合わせて会話するような機会も、少なくなっています。
大人になっても、人の眼を見てコミュニケーションすることが
難しくなっている人も、増えていると聞いています。
人や物と触れあって遊ぶことや、
体を大きく動かす体験が少ないと、視覚機能が発達しにくくなるのです。

ビジョントレーニングを行うことで
親子のコミュニケーションの機会が増え、
楽しみながら、視覚機能の能力をのばしていくことができます。
不登校だった子が学校に元気に通えるようになることや、
友達と仲良く遊べるようになることもあります。
大人の方でも、人の眼を見て会話できるようになることもあるのです。

ご家庭で楽しく続けるコツを
この本ではたくさん紹介していますので、
是非参考にしてみてください。
そして、楽しく勉強や運動に取り組めるようになる
ご家庭や学校が増えていくことを願っております。

一般社団法人 視覚トレーニング協会 代表理事
米国オプトメトリー・ドクター
北出勝也

目 次

1章 集中力をのばす

2章 書く力をのばす

3章　読む力をのばす

4章 イメージ力をのばす

5章 運動力をのばす

この本の使い方

本書は、大人がビジョントレーニングについて理解してから、お子さんが正しくトレーニングできるように導けるようになっています。

まずは、親御さんがワークをしながら最後まで読んで、なぜこういうことをするのか、どこを注意したら良いのかを把握してください。次に、お子さんと下のSTEPに沿って挑戦していってください。

STEP 1 　ビジョントレーニングを知る

見る力を高めるビジョントレーニングは、大きく下の3種類に分けられています。これらのトレーニングをすることで、「眼で対象物をとらえる」「脳で認識する」「体を動かす」といった一連の機能が高まります。

本書では、1章から5章に分けて行います。

1.眼球運動トレーニング

眼で見たい物をとらえ、素早くピントを合わせるためのトレーニング。
→1章（両眼のチームワーク）
→2章（追従性眼球運動）
→3章（跳躍性眼球運動）

2.視空間認知トレーニング

見た物の形や色、距離感を正しく認識するためのトレーニング。
→4章（視空間認知の能力）

3.眼と体のチームワークのトレーニング

眼からの入力情報に合わせて、ダンスをする、ボールを打つなど、思う通りに体を動かすためのトレーニング。
→5章（ボディイメージ）

STEP 2 視覚機能をチェックする

はじめに視覚機能のチェック（P.12～16）をしてください。そこで出た苦手な順番を、右に書いておきましょう。これでお子さんの苦手な視覚機能が分かります。

すでに発達している視覚機能も、小学生のうちはトレーニングをすればするほど発達するので、すべてのトレーニングをしていきます。

苦手順	トレーニング
	① 両眼のチームワーク
	② 追従性眼球運動
	③ 跳躍性眼球運動
	④ 視空間認知の能力
	⑤ ボディイメージ

STEP 3 トレーニングをする

可能なかぎり親御さんが横について、前から順番に1日に15分程度トレーニングしていきます。一通り終わったら、問題があるものを組み合わせて、1日に10～20分くらい行います。

難しい場合は、1日2～3分でも良いので毎日続けることが大切です。

早い人で3カ月くらいで効果が出ますが、能力が定着するまで半年から1年くらいはトレーニングを続けましょう。

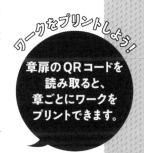

ワークをプリントしよう！

章扉のQRコードを読み取ると、章ごとにワークをプリントできます。

STEP 4 トレーニング効果のチェックをする

一通りやり終えたら、トレーニング効果のチェック（P.150～155）をして、視覚機能の発達具合を確認しましょう。その後は、月に1度チェックします。1年続けた後は、視覚機能が定着していないと見え方がもとに戻ることもあるので、3カ月に1回はチェックをするようにしてください。定着していない場合は、トレーニングを再開します。

視覚機能のチェック

　いくら勉強や運動をしても成果が出ないという場合は、本人の能力以前に、眼の動かし方に問題がある場合がよくあります。

　まずは、お子さんの視覚機能をチェックしてみましょう。視覚機能の弱いところを見つけてトレーニングすると、能力はぐんぐんのびていきます。問題がない視覚機能も、トレーニングにより向上していきます。

　眼について心配がある人は、ビジョントレーニングを行う前に、視力の問題や眼の病気などがないかどうか、眼科で検診を受けてください。

総合判定

P.13〜16のチェックで弱かったところに正の字で印をつけていきます。
数の多い章ほど、苦手なことが分かります。

1章（A）	2章（B）	3章（C）	4章（D）	5章（E）

視覚機能チェックリストで分かる問題点

下のテストは、視覚機能の問題が起きやすい子どもの様子をまとめたものです。

方法 お子さんの様子を思い出したり、分からない場合は実際に質問と同じことをしてもらい、当てはまるものにチェックしてください。

		質問	チェック
A	1	片眼が外側や内側に寄り、同じ方向を見ていないことがある。	
	2	1つの物が2つに見えることがある。	
	3	頭を傾けて、片眼で物を見ようとする時がある。	
B	4	書いた字のバランスが悪い。	
	5	マスの中に字がおさまりにくい。	
	6	はさみできれいに切るなど、細かい作業が苦手。	
C	7	1文字ずつ、たどたどしく読む。	
	8	読んでいる場所が分からなくなる、行を飛ばす、同じところを何度も読むといったことがある。	
	9	読む時に頭が動く。	
	10	黒板の文字を書き写すのが苦手。	
	11	ボールをキャッチするなどの球技が苦手。	
D	12	文字の形を覚えるのが苦手。	
	13	図形の問題が苦手。	
	14	方向の認識が苦手。	
	15	イメージすることが苦手。	
E	16	ダンスの振り付けなどを覚えるのが苦手。	
	17	体の動きが不器用。	
	18	運動が全般に苦手。	
	19	左右の認識がはっきりしない。	

判定
AからEで、1つでもチェックがついたところは、視覚機能の問題があります。 問題があったところは、P.12の総合判定に1本書き加えてください。

眼球運動のチェック

　基本的な眼球運動が、どの程度できているかチェックします。チェックする前に、静止物を5秒間注視できるか確認し、できていなければ静止物をじっと見るトレーニングから始めます。

A　両眼の方向をそろえて見る動きのチェック

方法 両眼の間から40cm離れたところに指標を用意し、指標が1つに見えているか確認。指標を両眼の間に近づけていき、どの地点で2つに見えるかチェック。

チェックポイント
片眼が明らかに外にずれ、片眼で見ている
10cm以上離れたところで、2つに見える

10cm以上で2つに見える➡Aが弱い（P.12へ）

B　対象をゆっくり眼で追う動きをチェック

方法 顔から40cm離したところで、指標を30cmの範囲でゆっくり動かし、頭を動かさないで眼だけで追う。たて、横、斜めの方向で行う。

チェックポイント
頭が動かないか
眼が途中で止まっていないか、眼が指標から外れていないか

チェックが1つでもつく➡Bが弱い（P.12へ）

C　パッパッと素早く眼を移動させる動きをチェック

方法 顔から40cm離したところに、色の違う指標を2本、30cmで離して持つ。赤、青など指示された指標を一直線に眼をジャンプさせて交互に見ることができるかチェック。たて、横、斜めの方向で行う。

チェックポイント
頭が動かないか
眼が途中で止まっていないか、眼が直線的でなく曲線的に動く

チェックが1つでもつく➡Cが弱い（P.12へ）

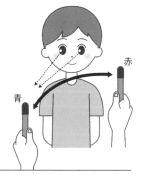

赤
青

視覚の入力系機能のチェック

　視覚機能は、視覚の入力系機能と視覚の処理系機能に大きく分けられます。ここでは読み書き、集中力に関わる視覚の入力系機能をチェックします。

方法 下の数字を左上から順に横に、次に右上からたてに声に出して読み、どれくらい読めているか確認します。

➡ ❶

7		6			8	3	9 ⬇
3	4	6	2				8 ❷
7	4		2		9		4
		3	6		5		
7	4	5			9		9
6		4	1	8			2
7	2	8		5			3
		2	9		6		9
3	5		9		2		
8		4		1		2	3
2		7	3			9	5

判定		
A	すべての数字がすらすら速く読める	眼球運動能力が良い
B	数字をいくつか飛ばす	眼球運動能力がやや弱い
C	行飛ばしが多く、読むのも遅い	眼球運動能力が弱い
D	まったく混乱して読めない	眼球運動能力が非常に弱い

B、C、Dの人は➡AとBとCが弱い（P.12へ）

視空間認知の機能チェック

最後に、イメージ力に関わる視空間認知の機能をチェックします。

方法 ①と②は見本と同じ形を、③は見本が含まれている形を、アからカの中から見つけましょう。正しく選べているかと、かかった時間をチェックします。

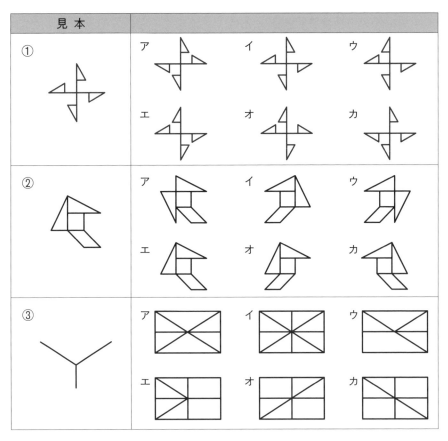

	判定
A	1問につき、10秒以内に正解
B	1問につき10秒以内を、2つ正解
C	1問につき10秒よりかかり、1つ正解またはすべて不正解

B、C の人は➡ D が弱い（P.12へ）

答え：①イ ②エ ③イ

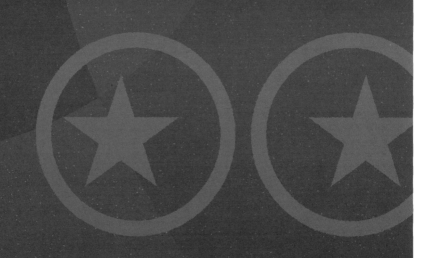

1章

集中力をのばす

QRコードを読み取ると、
1章のワークが
A4サイズで
プリントできます。

両眼のチームワーク

　いくら勉強や運動をしても、集中できない、成果が出ないというような場合は、**本人の能力以前に両眼の動かし方に問題がある**場合がよくあります。

　実は両眼は、遠くの物を見ている時と近くの物を見ている時で、眼の向きを変えています。私たちは、**両眼を一つのチームとして**次のように動かして物を見ています。

● **遠くの物を見ている時の両眼の向き**…平行に近い
● **近くの物を見ている時の両眼の向き**…鋭角に近い

　両眼をそろえて動かす眼の動きのことを、**両眼のチームワーク**と呼びます。

　両眼が同じ方向に向けられていないと、物が二つに見えたり、物と物が重なって見えたりすることがあります。また、遠くから近くに眼を動かして見たり、近くの物を長く見続けたりといったことも難しくなります。

　これでは落ち着いて物を見ることができないのは当然なのです。

　このように**両眼のチームワークがうまくいっていないと、さまざまな不都合**が生じます。しかしこれらの問題は、**トレーニングで大きく改善**されるのでご安心ください。まずは、寄り眼の練習から始めていきましょう。

寄り眼の練習をしよう！

やり方 人差し指の指先を少しずつ顔に近づけて、眼を寄せていきます。眼から 1 〜 2 ㎝の距離まで、両眼で見えるのが理想です。

● **理想的な寄り眼の状態**

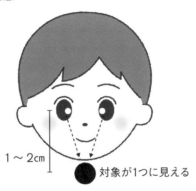

1 〜 2cm

対象が1つに見える

● **眼を寄せる力が弱い状態**

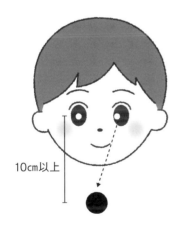

10cm以上

片方の視線が外にずれてしまっていても
対象が1つに見える

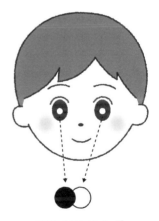

両眼を寄せられず
二重に見える

指導ポイント ❶ 正面から見て、両眼が均等に寄っているかを確認。
❷ 両眼の黒眼が、眼の内側まで寄っているのが理想。

遠くから近くに 素早く眼を動かす

「子どもの**ノートの文字が汚い**」「**何が書かれているか分からない**」という親御さんの悩みをよく聞きます。これも**両眼のチームワークがうまくいっていない**ことが原因かもしれません。

　学校で、黒板の文字をノートに書き写す場合、次の眼球運動を繰り返し行わなければなりません。
- **黒板からノートを見る時**…両眼を素早く寄せる
- **ノートから黒板を見る時**…両眼を素早く開く

　板書を写す時に、素早く両眼を寄せたり開いたりすることができなければ、ノートに文字をうまく書き写せなくなってしまうのです。

　両眼を素早く寄せたり開いたりする力は、親世代に比べて今の子どもたちは劣っているというデータがあります。
　それは、親世代が子どもの頃に毎日、日が暮れるまでやっていたキャッチボールなどの**遊びをする機会が減っていることも原因の一つ**です。遠くから飛んでくるボールを近くでキャッチすることで、親世代は自然と眼が鍛えられていたのです。

　両眼のチームワークは、トレーニングをすることで眼のまわりの筋肉が鍛えられるので大きくアップします。その際、お子さん自身が自分が寄り眼ができていないのか、開き眼ができていないのかを理解し、**意識してトレーニング**するとより効果的になります。

紙上ブロックストリングスに挑戦

やり方 　本を眼の高さにまっすぐ持ち、●→▲→■の順番に寄り眼で見ます。
同様に、■→▲→●の順番に見ます。

指導ポイント

❶ 眼の高さにまっす
ぐ持ち、両眼を同
じように寄せる。

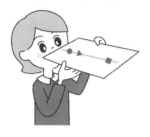

❷ 正しい見え方

■ を見ている時

▲ を見ている時

● を見ている時

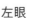

左眼

右眼

21

両眼のチームワークは集中力と密接に関係

　本を読んでも勉強してもすぐに止めてしまう子どもを前に、「何で続かないんだろう…」と、我が子の集中力のなさに途方に暮れることはありませんか？

　「見ること」から考えた時、**両眼のチームワークがうまくいかないことで、文字がうまく見えずに集中できない**こともあります。

　大人でも、眼鏡やコンタクトレンズで矯正しなければ、文字を読んだり細かい作業がしづらいという方はよく分かると思いますが、**はっきり見えていない文字を見るのはひどく疲れる**ものです。

　よく見えない物を見続けることがつらいのは、子どもにとっても同じです。

　両眼のチームワークがうまくいかず文字が二重に見えたりすると、**見るのがしんどくなる➡見続けるのがいやになる➡集中できない**という悪循環に陥ります。

　眼球運動をコントロールしている脳の部位は、注意を司っている場所とも重なっています。それゆえ**注意集中が苦手な子どもは、眼球運動のコントロールが苦手**な場合がよくあります。

　両眼のコントロールのトレーニングをすることで**脳が鍛えられ、視覚機能の問題が取り除かれるだけではなく、いろいろなことに精通**できるようになることが期待できます。

寄り眼と離し眼で3Dビジョン

やり方　本を眼の前で20cmほど離して持ち、顔に近づけたり遠ざけたりして2つの絵を重ね合わせます。①と②を、寄り眼と離し眼で見ます。

❶

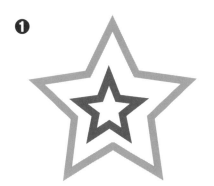 

❷

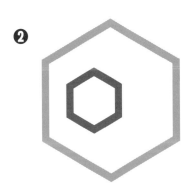 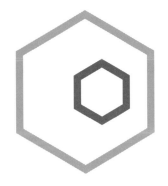

● **寄り眼の時**

右眼で左の絵、左眼で右の絵を見ると、絵が手前に見える。真ん中に絵が飛び出して、3つに見える。

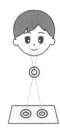

● **離し眼の時**

右眼で右の絵、左眼で左の絵を見ると、絵が奥に見える。真ん中に絵が沈んで、3つに見える。

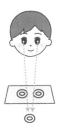

指導ポイント　内側の絵が飛び出したり、沈んだり見えることを確認。

トレーニングは
楽しく、自発的に

　ビジョントレーニングは、楽しく続けることで効果が上がります。ですから、**トレーニングは必ず楽しみながら行うのが鉄則**です。

　残念ながらトレーニングというものは、どんなものでも苦手なことに取り組まなければならないという側面があります。苦手なことに挑戦している時に、「何でできないの」と叱責されると、誰でも続けることがいやになってしまいます。

　お子さんが楽しめるようにするには、**自信を持てるようにしてあげること**です。どんな小さな進歩も認めて、成長を一緒に喜んでください。「できた！」と感じられるように、トレーニングは**できることから一つひとつ段階を踏んで進める**ようにします。

　できればお子さんに一人でさせるのではなく、親子で一緒に行ってください。ビジョントレーニングは、子どものためのトレーニングではないので、眼の機能が衰えていく親世代にも役立ちます。

　また、例えば眼だけを動かして線を追うべきところを頭も動かしていても本人は気づかないので、**親が気づいて正しいやり方を教えなければ効果は出ません**。

　そして何よりも大切なのが、お子さんがトレーニングを何のためにするのかを理解して自発的にすることです。お子さんの**年齢に応じて分かりやすくトレーニングの目的を説明**してあげてください。

ちょっと難しい！ ブロックストリングス

やり方 本を眼の高さにまっすぐ持ち、数字を順番に正しく見ます。9まで行ったら、1に戻ります。これを3回繰り返します。

指導ポイント

大人が子どもの正面に立ち、シートが正しい位置にあるか、子どもの眼が均等に寄っているかを確認。

● **正しい見え方**
見ている数字で、線が
2本交差して見える。

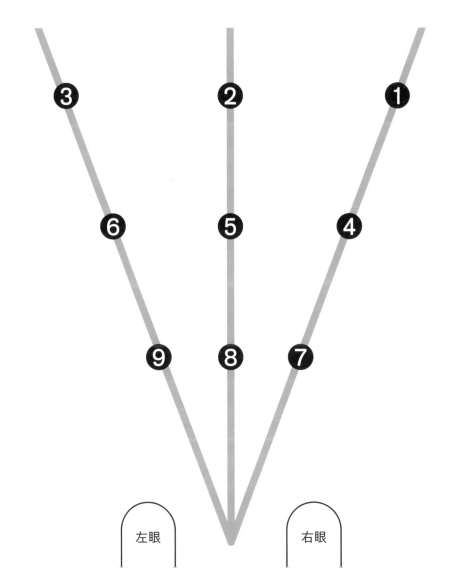

両眼が均等に寄る 正しい寄り眼

　ここ最近、寄り眼が苦手なお子さんが増えています。疲れ眼は、眼を酷使するからだと思われがちですが、寄り眼がうまくできずに起こっている人も多いことが分かってきました。

　寄り眼では、両眼をきっちりそろえて内側に向ける必要がありますが、それができないと不都合が生じます。

● **片眼が寄り、片眼が寄り切らない**➡寄っていない眼の視線が外側にずれ、寄っている眼だけで見て対象が一つに見えている。

● **両眼とも中央に寄り切らない**➡物が二重に見えている場合がある。

　寄り眼が苦手な子は、**近くを見る時に頭を斜めにして見ようとしたり、無意識に片眼だけで見ようとしたりしてしまう**ことがよくあります。お子さんにこのような傾向がないか、確認してみてください。

　物が二重に見える状態は非常にやっかいなので、勉強において見て理解することも難しくなります。また眼が疲れやすいため、読むこと自体を諦めてしまうこともあります。

　視覚機能で困っている子どもには、大人の手助けが必要なのです。

　私自身、アメリカに留学しオプトメトリー（検眼学）を学んだ時に、寄り眼が得意でないことが分かりました。寄り眼のトレーニングをし、正しい寄り眼をマスターすると、さまざまなことが楽にできるようになり感動したことを今でもよく覚えています。

離れると難しい！ 3D ビジョン

やり方 本を顔の正面に持って、①～③の図を順番に、顔に近づけたり離したりしながら寄り眼と離し眼で見ていきます。それぞれ1分くらいします。

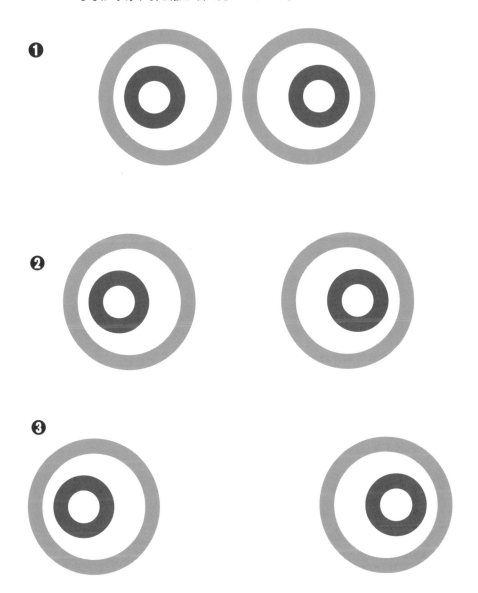

❶

❷

❸

指導ポイント **寄り眼**…本を顔から少し離す。 **離し眼**…本を顔に近づける。

27

人と眼が合わないと
人づきあいで困ることも

人は他人との関わりの中で生きていますが、**両眼のチームワークはコミュニケーションでも大きな役割**を果たしています。

例えば、学校の授業で前にいる先生の話を聞いて必要なことをノートに書き写す際、遠くの先生の顔から近くのノートを見る時には両眼を素早く寄せ、ノートから先生に眼を移す時には両眼を素早く開くという眼球運動を繰り返す必要があります。

この時に、素早く眼を寄せたり開いたりできないと、遠くにいる先生と眼が合わず、**「話を聞いていない」**ととらえられる恐れがあります。また、先生の表情から心情を読み解くこともできず、**「よく分からないけど怒られた」**というようなことも起こり得ます。

眼を合わせることができなければ、友人関係にも影を落とすことがあります。例えば手元を見て作業している時に、遠くから声をかけてきた友人と素早く目線を合わせられなければ、友人はきちんと対応してもらえていないと感じるかもしれません。

眼を合わせて交流できなければ、「何を考えているのか分からない」と相手に感じさせ、人づきあいで損をすることも考えられます。円満で楽しい友人関係を築くためにも、両眼のチームワークを鍛える必要があるのです。

近くも遠くも見る　ブロックストリングス

やり方　本を眼の高さにまっすぐ持ち、①→②→③→④→⑤の順番で正しく見ます。これを5回繰り返します。

指導ポイント

正しくない見え方…
数字が2つに見える。

正しい見え方…
見ている数字で線が
交差して見える。

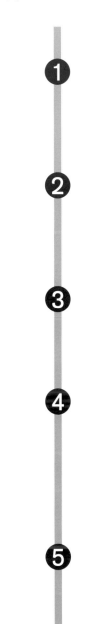

左眼　　　　　右眼

29

本のレベルを段階的に上げて読み切る

　本を読むことが好きになり、**多くの本が読めるようになれば、子ども**
もの世界が広がることは言うまでもありません。ではなぜ、本を読む
のが苦手な子がいるのでしょうか？

　本を読むには近くを見続ける必要があるので、長い時間にわたって
寄り眼をする必要があります。両眼のチームワークが苦手なお子さん
の場合、文字が二重に見えたり、両眼を同じ方向に向けることに疲れ
てきたりして、本を読むのがいやになってしまっています。

　本を読み続けられない場合は、両眼のチームワークのトレーニング
をするとともに、お子さんに合わせて読み続けられるレベルの本を選
び、ステップアップさせていくと良いでしょう。
　まずは、次のことを認識しておいてください。
- **文字は大きい方が認知しやすく、眼の運動の負担も減る。**
- **文字が重なって見えることを避けるため、行間の空いた本を選ぶ。**
- **眼をあまり動かさなくてすむように、1行の長さが短いものを。**
- **本人が読みやすく、太めの書体が良い。**

　また、①絵本➡②絵が多めで文字が中心の子ども向けの本➡③ ②
より文字が小さい絵入りの本➡④文字のみの本、とステップアップさ
せていってください。その際、お子さんと一緒にたくさんの本がある
図書館などで、興味を持ってくれる本を選ぶようにしましょう。

見えると楽しい　3Dビジョン

やり方　本を顔の正面に持って、①～③の図を順番に、顔に近づけたり離したりしながら寄り眼と離し眼で見ていきます。それぞれ1分くらいします。

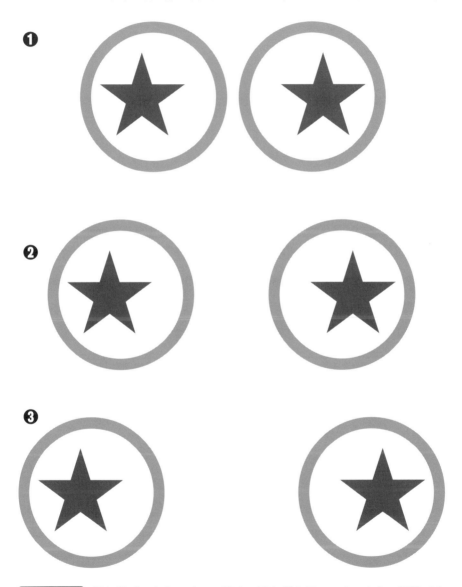

❶

❷

❸

指導ポイント　離し眼ができない時は、遠くの壁などを見て、そのままの視線で本を見ると、スムーズに離し眼ができる。

集中して文字が書けるようになる

文字を書く時に、**寄り眼が苦手で近くを楽に見続けることができないと、眼にストレスがかかるのでマスの中におさめられない**ことがよくあります。

この場合、マスの中に文字がおさめられるようにするために、**今より大きなマスのノートを使うようにして、少しずつ小さなマスに移行**していってください。

近くを楽に見るための練習としては、楽しんでできるぬり絵がお勧めです。特に今はぬり絵ブームなので、さまざまな種類のぬり絵本があり、お子さんが気に入るぬり絵本がきっと見つかるでしょう。気に入ったものを選ばせてあげてください。

ここで気をつけていただきたいのが、**はみ出さずにうまくぬれるレベルのぬり絵本を選ぶ**ことです。**"できた！"と思えることが大切**なので、ぬる範囲が大きなものから始め、「次はもっと細かいものに挑戦しよう」と向上心が持てるようにしましょう。

文字を書く時もぬり絵をする時にも、とても重要なことがあります。それは、**お子さんが意識して姿勢を良くするように心掛ける**ことです。片眼がうまく寄せられていないと、体を斜めにして手元を見てしまうことが多いからです。

なぜ正しい姿勢が大切かを、お子さんが理解できるように分かりやすく説明することも大切です。

細いと苦戦する　3D ビジョン

やり方 本を顔の正面に持って、①〜③の図を順番に、顔に近づけたり離したり
しながら寄り眼と離し眼で見ていきます。それぞれ1分くらいします。

❶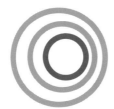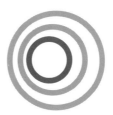

❷

❸

指導ポイント 寄り眼ができない時は、本と顔の間に指を立てて寄り眼をした後、
視線はそのままで指をはずして本を見ると良い。

33

日常生活に関わる距離感や立体感

　視覚機能が関係しているのは、読んだり書いたりすることだけではありません。日常生活や趣味、大人になったら仕事をすることにおいても重要な働きをしています。

　「**深視力**」という視力をごぞんじですか？　簡単に言えば、**距離感や奥行き、物を立体的に見る視力、立体視のことです。両眼のチームワークに問題がある場合は、深視力も弱くなってしまいます。**

　大型自動車免許や第二種運転免許などを取得したり更新したりする時に、通常の視力検査とは別に、遠近感や立体感を測る深視力検査があります。視力自体は良くても、両眼のチームワークがうまくいかず深視力検査に受からない方も意外に多いのです。

　深視力が良くないと、距離感がつかめず視野も狭くなるので、さがし物が下手だったり、スポーツが苦手だったりします。

　例えば、ゴミ箱に紙くずを投げて正確にシュートすることができなかったり、ボールとラケットとの距離が分かりにくかったりして球技が苦手という場合は深視力が弱いことも考えられます。

　子どもが自転車に乗る場面でも、奥行や大きさなどを推測し、通れるか通れないかなどを瞬時に判断しなければなりません。深視力が悪ければ事故を起こしてしまう可能性が高くなるので、安全のためにも両眼のチームワークは鍛えたいものです。

全部見えるかな?　ブロックストリングス

本を眼の高さにまっすぐ持ち、①から⑫の順番で見ている数字で線が
交差して見えるように正しく見ます。これを3回繰り返します。

指導ポイント 本をまっすぐ持つように伝える。

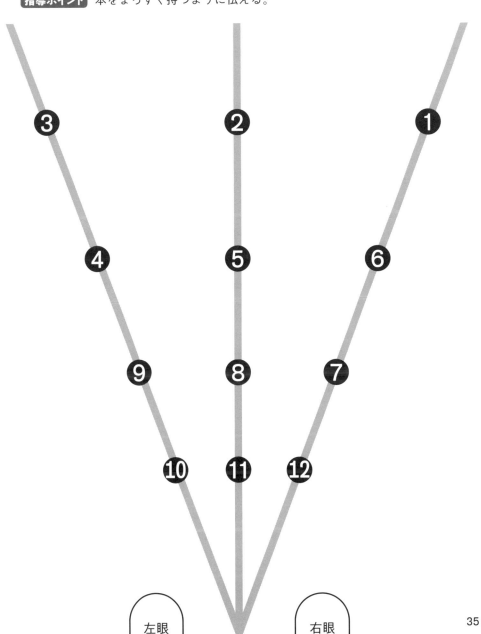

スマホやタブレットの使いすぎに注意

　最近、子どもたちがスマホやタブレットを使用する機会が増えています。コロナ渦以降は、学校でもタブレットを使う授業なども増加してきました。

　子どもが小さいうちからスマホやタブレットを扱うことに抵抗を持つ親御さんは多いと思いますが、今や子どもたちにもなくてはならないものになっています。

　そんな中、**スマホやタブレットなどのデジタル機器の過剰使用が原因と考えられる急性の内斜視が増えています。**

　スマホ急性内斜視と呼ばれ、**画面を長時間見続けることが原因で片方の眼の瞳が内側に寄り、左右の眼の視線がずれること**を指します。

　主な症状は、**物が二重に見える**ことです。理由は、**使用時の眼からの距離が平均20cmと短い**こと、読書などと比べて**視線を動かす範囲が狭い**ためずっと近くを見ていることが考えられます。

　デジタル機器を使用させないことは現実的ではありませんが、予防策として次のような対策を取ると良いでしょう。

- **画面と眼の距離を保つ。**
- **デジタル機器の使用は１日１時間までなどと使用時間を決める。**
- **20分に１回は５分程度休憩する。**
- **適度に屋外で遊んだり、ボードゲームなどを楽しむ。**

影があると難しい　3Dビジョン

やり方 本を顔の正面に持って、①〜③の図を順番に、顔に近づけたり離したり
しながら寄り眼と離し眼で見ていきます。それぞれ1分くらいします。

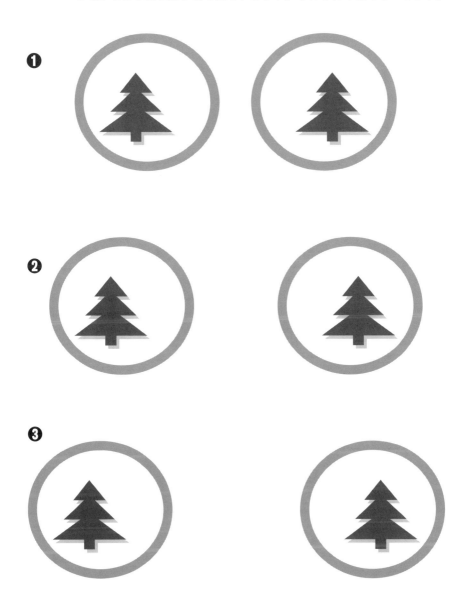

指導ポイント 内側の図形が飛び出して見えたり、沈んで見えたりしているか確認。

37

両眼のチームワークは トレーニングで改善

　両眼のチームワークに問題が見つかったとしても、改善の度合いは個人差がありますが、多くの場合は**ビジョントレーニングや眼鏡で改善することが期待できます**。

　ただし、視覚機能に問題があるというだけではなく内斜視など眼に症状がある場合は、トレーニングを行う前に必ず眼科を受診しましょう。眼鏡などで矯正する必要があるのか、ビジョントレーニングをしても良いのかを眼科の医師とよく相談してください。

　ここで紹介する両眼のチームワークのトレーニングを、**1日15分くらい行い、3カ月から半年間続けると**、かなりの変化を感じられるでしょう。**一度きちんと能力を身につけると、もとに戻ることはありません**。

　スポーツの上達と同じように、トレーニングをする時は、何よりも**本人のやる気が大切**です。やる気になるような声かけや工夫を心掛けましょう。

　例えば、本好きなお子さんなら「もっと上手に本が読めるようになるよ」などと、熱中していることの上達と両眼のチームワークのトレーニングとを、うまく関連づけて力づけてあげましょう。

　視覚機能を補助する眼鏡をかけたり、トレーニングの教材を拡大するなど**見やすくする工夫**も大切です。

数字がいっぱい　3Dビジョン

やり方 本を顔の正面に持って、①〜⑦の数字を順番に、顔に近づけたり離したりしながら寄り眼と離し眼で見ていきます。それぞれ1分くらいします。

指導ポイント 寄り眼と離し眼はとても疲れるので、頑張りすぎるのは禁物。時間で区切って休憩を。

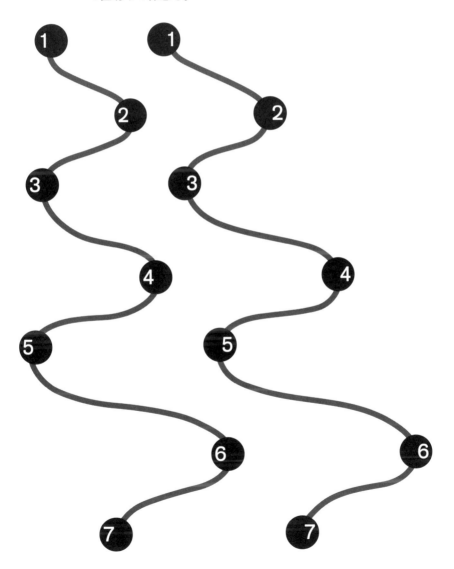

両眼のチームワークの練習になる遊び

　眼のトレーニングは、何も専門の道具やワークを使わなくても、楽しく遊びながら行えるものがたくさんあります。

　ビー玉やお手玉、けん玉、おはじきなどの昔ながらの遊びも、視覚機能の発達にはたいへん役に立っていました。このような遊びは、子どもが成長する中で、自然にビジョントレーニングの役目を果たしていたのです。

　最近ではこのような遊びをあまりしなくなった代わりにゲーム機で遊び、ごく狭い平面的な空間でしか眼を動かさなくなったことも、視覚機能の発達が遅れる子どもが増える原因の一つだと言われています。**発達段階にある子どもは、眼と体を使う遊びをすることが望ましい**のです。

　両眼のチームワークのトレーニングのためには、昔遊びはもちろんのこと、**工作をしたり、リンゴを切ったりといった手元を見る作業をすると良い**でしょう。また、眼を遠くと近くに素早く動かす**ボール遊びは、相手も必要なので家族で楽しんでください。**

　休日に家族で山に**ハイキングに行くのもお勧め**です。知らないうちに遠くの山を見たり、飛んでいる鳥を見たり、足元に気をつけたりと遠くも近くも見てトレーニングになっています。虫や花をさがしながら歩くと、集中力もついていきます。

視野拡大のトレーニング

やり方 Ａ４サイズにプリントし、眼の高さで持ったり壁にはったりします。
40cmくらい離して、中央の円に視点を合わせます。円に視点を合わせ
たまま、眼を動かさずに円のまわりの数字も視野に入れていきます。

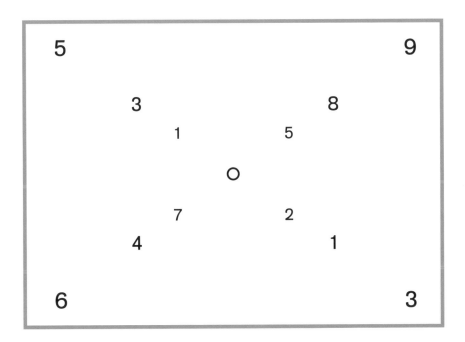

指導ポイント

視野を広げることを意識して、
眼を動かさずに見ている範囲
を広げる。

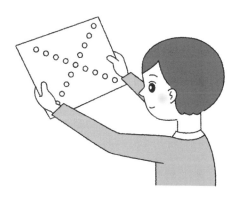

Column 1

トレーニング前に眼のストレッチを！

　ビジョントレーニングは、いつもの生活よりも大きく眼を動かすことになるので、思っている以上に眼が疲れます。ですから運動をする時と同じように、ビジョントレーニングをする前には、下記の眼のウォーミングアップをすることをお勧めします。

1）1点を見つめる練習

　眼を大きく動かす前に、決まった位置に視線を固定して維持する練習をします。

　詳しいやり方については、P.60を参照してください。

2）眼と首の運動

　眼の前に人差し指を立てて、そこを見つめたまま首を動かします。眼が指標の人差し指から離れていないか、確認してあげましょう。

［人差し指を見つめながら！］

① 顔を上へ向ける

② 顔を下へ向ける

③ 顔を右へ向ける

④ 顔を左に向ける

⑤ 顔を右にぐるっと回転させる

⑥ 顔を左にぐるっと回転させる

⑦ 顔を右に倒す

⑧ 顔を左に倒す

2章

書く力をのばす

QRコードを読み取ると、
2章のワークが
A4サイズで
プリントできます。

追従性眼球運動

本を読むと行や文字を飛ばす、手先を使う作業が苦手、文字をきれいに書けない、指示された方向を注意して見られないといったことがあるお子さんは、追従性眼球運動（ついじゅうせいがんきゅううんどう）がうまくできていないことが考えられます。

追従性眼球運動は、線などを、頭を動かさずに眼でゆっくりと追いかける運動です。**動いている物の場合は、同じ速さで追います。1点を見つめることも、速さがゼロの追従性眼球運動**と言います。

追従性眼球運動のトレーニングは、眼と手を一緒に使い、線や物をたどる課題をしていきます。一緒に眼と手を動かすことで、手を動かしている脳の部位が眼を動かしている脳の部位をサポートして、追従性眼球運動を助けてくれるのです。

昔に比べて、紙にえんぴつで絵を描いたり、折り紙や紙飛行機を作ったりといった眼と手を一緒に動かす遊びをすることが減っているのも、子どもたちの追従性眼球運動の力が弱くなっている原因の一つだと考えられています。

このトレーニングは眼の筋肉を鍛えるので、大人になってからでも鍛えられ、効果も期待できるので、特に親子で取り組んでもらいたいトレーニングです。続けていくと、きれいな字がすらすらと書けるようになり得ます。

眼だけを動かすよ！ 線めいろ

やり方 同じマークからマークまで、上から下、下から上に頭を動かさないで
指で線をたどります。次に同じように、えんぴつでたどります。

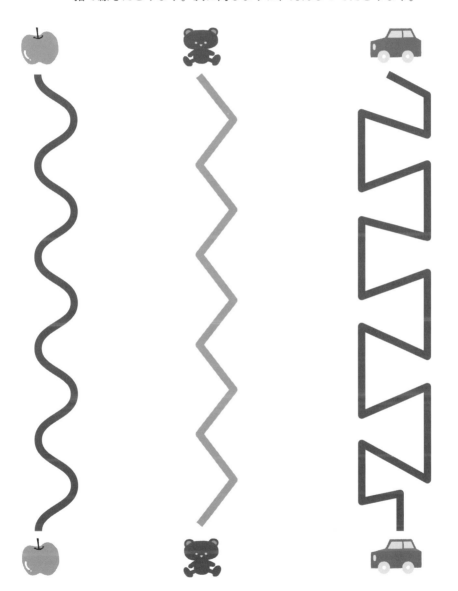

指導ポイント 眼は、指の先、えんぴつの先をたどる。

注意して文字の線を見る

　学習するということは、視覚機能をたくさん使うので、視覚機能に問題があるとさまざまな悪影響が出ます。

　文字を覚えようとする時も、お手本の文字の線を眼で追って文字の構成を確認していますよね？
　文字を覚えるためには、文字の線を眼で追えるということが必須なのです。文字を眼で追えなければ、その文字がどのような線で構成されているか理解できません。

　対象物を眼でしっかりと見るためには、見たい物に合わせて正確に眼だけを動かす必要があります。もしその眼の動きができていないと、視線を正しい位置にキープすることができなくなるので、途中で対象物を見失ってしまいます。

　注意して文字の線を追うためには、視線をなめらかに動かす機能を高める必要があります。そのために、線を眼で追う練習をステップアップさせてしていきます。
① **指でたどる**
② **えんぴつでたどる**
③ **眼だけでたどる**
　最初は指で線の上をなぞって、眼の動きをサポートします。次にえんぴつで線をなぞって、最終的には眼だけでたどれるようにします。

重なっているよ　線めいろ

やり方 同じマークからマークまで、指で線をたどります。次に同じように、えんぴつ、眼だけでたどります。

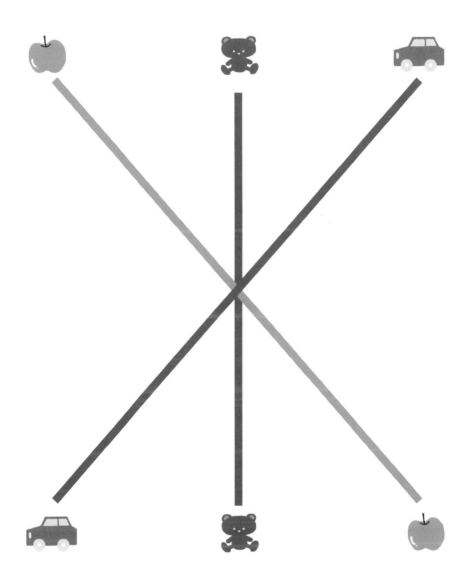

指導ポイント 視線が飛ぶことなく、眼でたどれているかチェック。

えんぴつの先を眼で追う

お子さんの書く文字が読めないほど汚い、文字がマスからはみ出している…、と嘆く親御さんを多くお見かけしますが、これも「見えにくさ」が原因かもしれません。

先を見てえんぴつを動かせないと、きれいな文字を書くことはできません。**字が汚いお子さんは、えんぴつの先ではなく何となく書いているあたりを見ている**ことが多いです。

眼が文字を書く手の動きを導いているので、えんぴつの先をピンポイントで追えるようになると、それまでよりもずっときれいに文字が書けるようになります。

特に**追従性眼球運動の場合、ワークシートを使ったトレーニングが中心**となり、コピーをして何度も繰り返しやすいので、習慣にすれば程度の差はありますが見る力はかなり上がります。

机の上のワークシートを見ながら行うので、眼の細やかな動きと、眼の動きに合わせた手先の動きのトレーニングになります。

トレーニングを続けるためには、**子どものレベルに合ったワークシートを使うことが大切**です。

難しすぎるといやになり、簡単すぎると飽きてくるので、本書を順番に進めていき、お子さんに合った集中して取り組めるレベルを把握しましょう。

ぶつからないでね　線なぞり

やり方 線と線の間を、両側の線に触れないようにえんぴつでなぞります。

指導ポイント 上→下、下→上の次は、向きを変えて右→左、左→右と、いろんな
方向で行う。

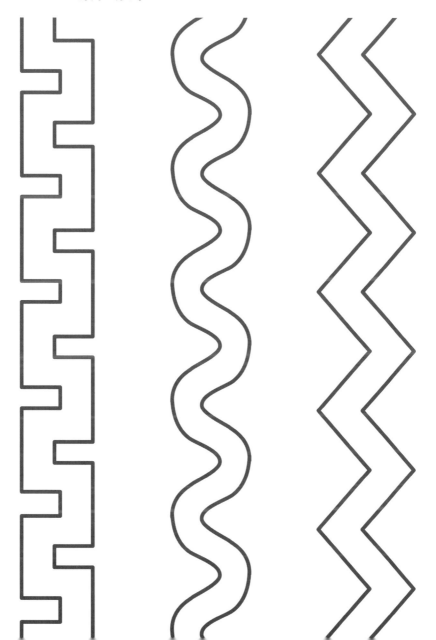

書くべきスペースに
文字をおさめる

　物を見る力の**視覚機能は、生まれてからゆっくりと発達していき、普通は６歳くらいでその基礎ができあがります**。しかし、何らかの原因で眼の機能の発達が遅れたり、偏ったりする子どもがあります。

　この場合、小学校に入学して勉強につまずき、「自分は勉強ができない」と自信をなくしてしまう恐れもあります。

　文字を書く時に、マスからはみ出したり形が整わなかったりする子は、特にその思いを強く持つので、大人が注意してあげてください。

　手先の器用さの問題もありますが、**目線がしっかりとえんぴつの先をとらえられていないことが原因**の場合がよくあります。

　書くべきスペースに文字をおさめるには、眼でえんぴつの先を見て上手にコントロールする必要があります。腕全体を動かすのではなく、**指先を細かくコントロールしなければならないので、姿勢も正しくし**てください。

　文字がうまく書けないお子さんは、まずはマスの中に○△□をたくさん書く練習をしてみましょう。**書く前にマスの中心を見て、次にえんぴつの先を見て、○を１行が終わるまで書いていきます**。△と□も、○と同じように書いてみましょう。

　文字をマスにおさめるのは、練習の数をこなせばずいぶん上達します。楽しめる工夫をして、根気よく続けてください。

長いよ～　線なぞり

やり方　スタートからゴール、ゴールからスタートまでを、なぞります。
指、えんぴつ、眼だけの順で、それぞれ3回繰り返します。

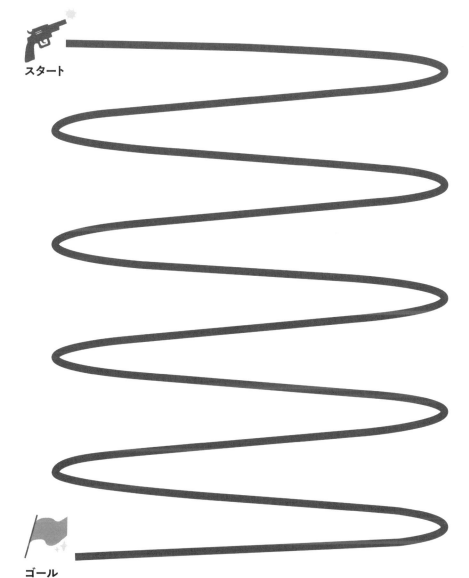

スタート

ゴール

指導ポイント　線からはみ出さないように、ていねいになぞる。

指先と眼をうまく連動させる

はさみを使って直線や曲線の線の上をうまく切れない場合も、視覚機能に問題がある可能性があります。**不器用なのは手先の器用さとの関連もありますが、目標となる線をしっかり見る眼の動きができていない**ことも関係しています。

追従性眼球運動は、はさみ以外にも手先を使う作業全般に必要となります。折り紙をうまく折ることができないという場合も、この機能に問題があるかもしれません。

学習においては、文字を書くことに当てはまります。**文字がうまく書けないお子さんは、見るべき場所を眼で見ていない**傾向にあります。

思うようにきれいな字を書くためには、えんぴつの先を常に見て、止めるべきところで止めたり、はらったりしなければなりません。そのためには、**眼と指先とを連動**させる必要があります。

トレーニングのために、**切り絵本や折り紙の本**を購入して、家族で取り組むのも良いでしょう。さまざまなレベルや種類のものがあるので、きっとお子さんが熱中して取り組めるものがありますよ。

切り絵や折り紙も、数をこなすことで確実に上達します。お子さん自身も上達を実感できるはずです。

やる気を上げるためにも、**上達したらほめたり、作品を部屋に飾ったりして勇気づけ**てあげてください。

カクカクしてるよ　線なぞり

やり方　線と線の間を、両側の線に触れないようにえんぴつでなぞります。

指導ポイント　曲がるところに要注意。色を変えていろんな向きから行う。

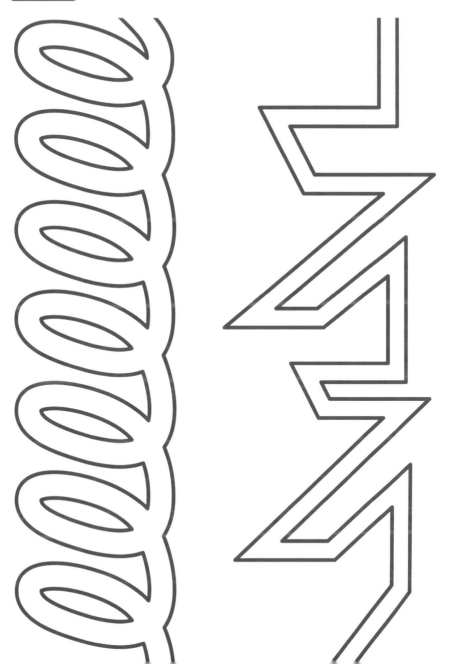

利き手でない手を使ってみる

「眼は手の動きを助けてくれているんだよ」と、いくらお子さんに説明しても、実感するのは難しいものです。

大人でも、眼と手が連動していると言われても理解できているか怪しいので、子どもならなおさらです。

しかし、眼と手が連動していることを実感するには、とっておきの方法があります。それは、**利き手でない手を使って文字を書いてみる**ことです。

右利きの人なら、左手で文字を書いてみます。**慣れていないので、えんぴつの先をかなり集中して見なければ文字は書けず、手がうまく動かせていないことにも気づく**でしょう。

そしてもう一つ、大きな発見ができるはずです。左手で書いても練習すればするほど、どんどんうまくなるのです。

利き手でない手で文字を書くことで、眼と手を上手に連動させることがどれだけ大切かを発見できるのです。

そのことを実体験により理解できるようになったら、次は**利き手でえんぴつの先をよく見て文字を書くように促し**ましょう。

眼と手を上手に使って練習することで、文字がうまく書けるようになれば、勉強にも積極的に取り組み、自分にも自信が持てるようになるという好循環が生まれます。

見失わないかな　線めいろ

やり方 同じマークからマークまで、上から下、下から上に、指で線をたどります。次に同じように、えんぴつ、眼だけでたどります。

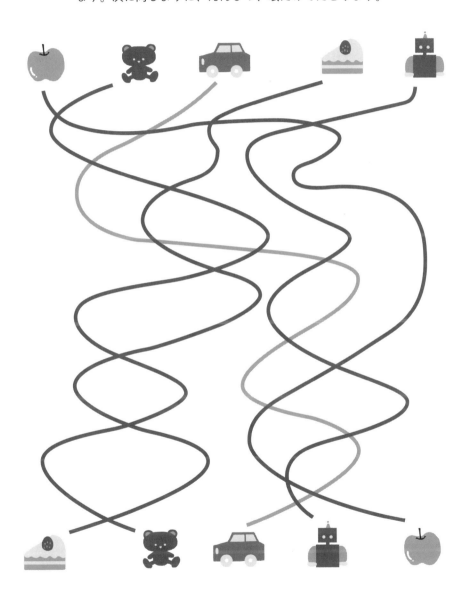

指導ポイント 本を横にして、左右も同様に行い、苦手な向きを確認。

55

眼の動きにも 器用と不器用がある

　手先について器用、不器用とはよく言いますが、**眼の動きにも器用と不器用があります。**

　実は、**上下左右にスムーズに眼球運動ができるような眼の動きが器用な人の方が、手先も器用な傾向**があります。

　というのも、例えばはさみで線に沿って円を切る場合には、**眼で線を上手に追えていないと手先がコントロールできない**からなのです。絵を描くのが上手な人も、眼を動かすのが得意な人が多いです。よく観察すると、これから絵を描こうとする先に、自然と眼を動かしていることが分かります。

　眼の動きが器用になり手先の器用さもアップすると、下のような「作る力」が身につきます。

● **線上をはさみで上手に切れる。**

● **定規で線を引いたり、長さを測ったりするのが上手になる。**

● **手先を使った作業（紙を折る、ひもを結ぶなど）が得意になる。**

　見えにくさが原因で手先が不器用で、物を作ることが苦手だったお子さんが、トレーニングにより作る力が上がれば、進んで何かを作るようになります。工作や手芸をすること自体が立派なビジョントレーニングなので、遊びながらますます眼と手先が器用になり、ステキな物が作れると、感動という心の栄養も得られます。

ぐるぐるまわるよ　線なぞり

やり方　線と線の間を、両側の線に触れないように、えんぴつでぐるぐると3周なぞります。

8の字

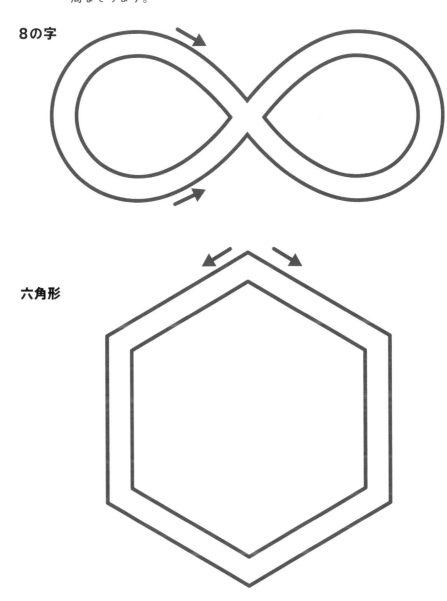

六角形

指導ポイント　線にぶつからないように、えんぴつの先をしっかり見る。

ボール運動が苦手で うまく受け取れない

　ドッジボールなどのボール運動が苦手で、投げられたボールをうまく受け取ることができない場合、「運動が苦手な子」と決めつけられてしまうことが少なくありません。

　お子さん自身も「自分は運動が苦手」と思い込んでいることが多いですが、これも追従性眼球運動でボールの動きをとらえられていないことから起こる問題かもしれません。

　ボール運動などでは、飛んでくるボールをずっと眼でたどるということが大切です。**動きのある物に対して、眼の動きを合わせていけないと手を出してキャッチしたり、バットでボールを打つことも難しくなります。**

　この他にも大縄跳びなどの動きのある物に反応する運動も、全般的にうまくできないことが多くなります。

　眼で見て、体を動かす遊びの経験を通じて、子どもは見る力を発達させていきます。しかし最近は、屋外で子どもが遊べる場所も減っているので、**親が意識して運動の機会を作らなければならない**のが現状です。

　球技は、視覚機能の訓練に最適な方法です。休日を利用して、家族でキャッチボールやサッカー、バドミントンなどをすると良いでしょう。子どものレベルに合わせて、遊びの一環として楽しんで取り組んでください。

重なりに要注意　線めいろ

やり方 | 同じマークからマークまで、上から下、下から上に、指で線をたどります。次に同じように、えんぴつ、眼だけでたどります。

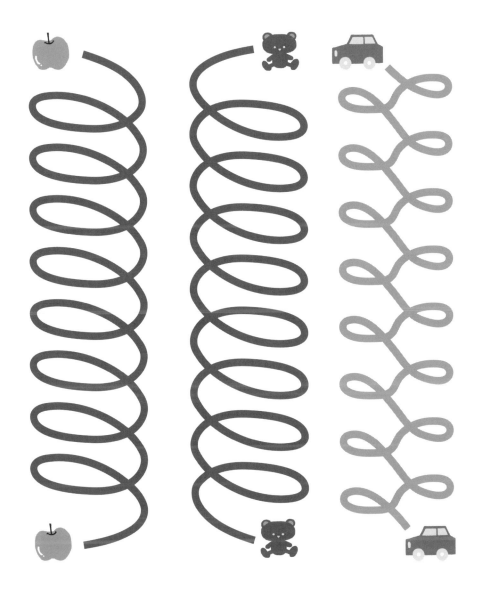

指導ポイント 交差部分で進路を間違えないように注意する。

59

1点を見つめ続ける

　　1点を見つめ続けることも、**追従性眼球運動**の一つです。簡単なことのように思えますが、**すぐに疲れてしまいじっと見続けることができない子が増えています。**

　ビジョントレーニングはいつもより大きく眼を動かしますが、トレーニングの前に**ウォーミングアップとして、1点をじっと見つめること**をお勧めしています。

　1点に視線を合わせ維持することで、眼を意識的に使うことができるようになります。

［やり方］
① 机の上におもちゃを置き、3秒間じっと見つめる。
② おもちゃを手で持ち上げて、3秒間じっと見つめる。
③ 窓から外を見て、遠くの物を3秒間じっと見つめる。

　　じっと1点を見続けることで、集中力も高まります。また、**眼が余計な動きをしないトレーニング**にもなります。

　　スポーツにおいても、1点を見つめ続けることは大切です。例えばスケートでは、初心者はまずはじめに氷の上でバランスを取ることが必要です。

　そのためには動いていても遠くをじっと見て、視線を1点に集中させることで体勢を安定させます。

眼だけがたより　線めいろ

やり方 同じマークからマークまで、上から下、下から上に、眼だけで線をたどります。

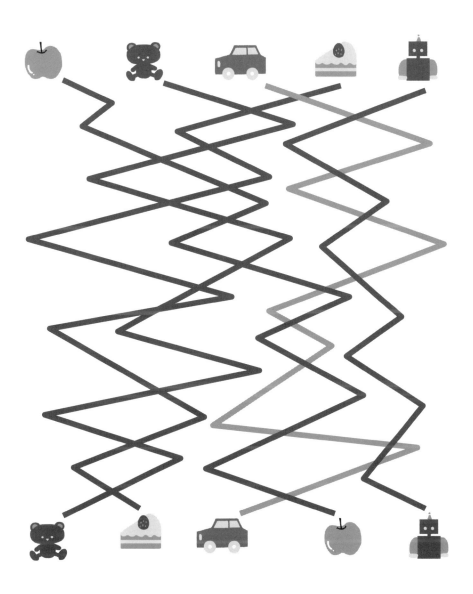

指導ポイント 線を間違えないように、眼だけを動かす。

親が視覚機能の問題に気づくことが大切

私がオプトメトリー（検眼学）を学んだ**アメリカでは、視覚機能に問題があるために学習能力を発揮できない子がいた場合、オプトメトリストのクリニックを紹介され、視覚機能のトレーニングをする**のが一般的です。

アメリカ、カナダ、オーストラリア、ヨーロッパ、アジアのいくつかの国には、オプトメトリストという視覚機能の検査や訓練を行う国家資格が必要な専門職があります。

いっぽう**日本では、視覚機能の問題さえあまり認識されておらず、視覚機能を検査できる場所も少ない**のが現状です。

眼科では、視力と眼の病気の検査が行われても視覚機能の検査はありません。

このような状況の中で大切なことは、**子どもの一番そばにいて、子どものことをよく分かっている親が、我が子の視覚機能の問題に気づいて対策をとる**ことです。

何度もお話ししていますが、視覚機能の問題はトレーニングで改善することが多いので、素早い対応が望まれます。

この本を読んでおられる親御さんはお気づきでしょうが、勉強が苦手だから塾に行かせると短絡的に考えるのではなく、**つまずきの原因を探り当てることが親が子どもにしてあげられること**です。

LEVEL 2

見失わないでね　線めいろ

やり方 同じマークからマークまで、眼で線をたどります。反対の向きも同じ
ように行います。

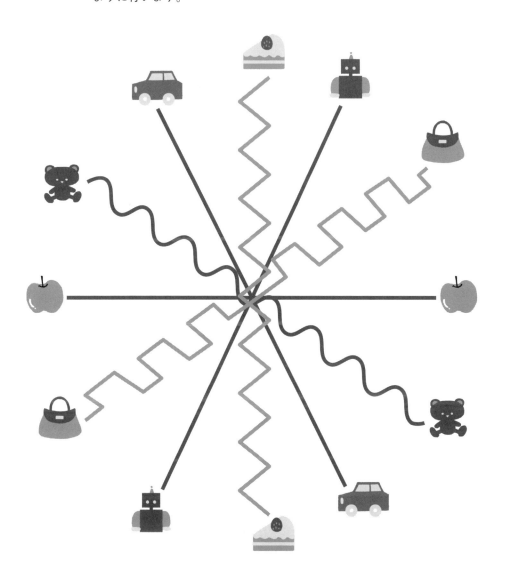

指導ポイント グネグネした部分は、角まできっちり追う。

63

視力が良くても
見えにくいことがある

「うちの子、視力はいいのに、板書を写すのになぜか時間がかかってしまう」などと、視力検査では1.0と遠くまで見えているような子の見え方が心配な親御さんの悩みをよく聞きます。

それもそのはず、**物を見るのに必要な力は、実は視力だけではない**のです。

「見えにくさの問題」を考える時、多くの人が近視や遠視などの問題があるのではないかと思い浮かべるでしょう。

しかし物を見るためには、視力だけではなく、見たい物に視線を合わせ、色や形を見分け、見た物を脳で処理して体を動かすといったいろいろな能力が必要になります。これらの視覚機能が正しく働いて初めて、物をはっきりと見ることができます。

視覚機能とは、人が生活していく中で、見ることを活用するための総合能力なのです。大きく次の二つの機能があります。

① 視覚情報を脳に入力する機能

　…視力、眼球運動、両眼のチームワークなど。

② 視覚情報を脳で処理する機能

　…視空間情報を認知しイメージする機能、自分の体や体の動きをイメージする機能など。

視力は、物を見るために必要な視覚機能の一つにすぎず、他のさまざまな力も発達させる必要があるのです。

どこを見てるかな　線なぞり

やり方　スタートからゴール、ゴールからスタートまでを、眼で線を追います。

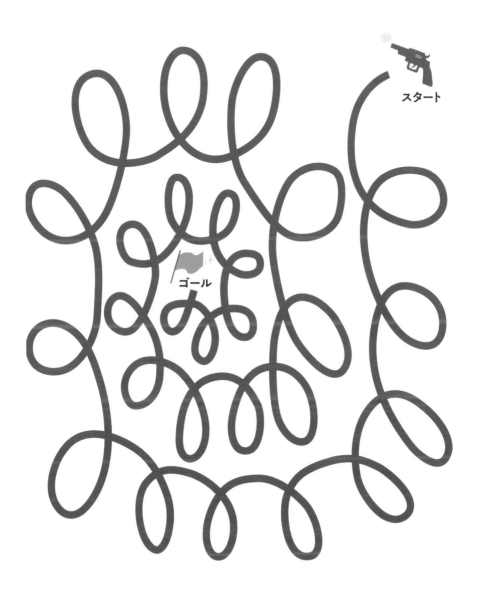

スタート

ゴール

指導ポイント　線につられて、頭をぐるぐる動かさない。

負荷をかけて
難易度を上げる

　トレーニングは楽しみながら行うことが大切なので、お子さんに合ったレベルや内容のものに取り組む必要があります。

　眼と手を使って線や物をたどる追従性眼球運動のトレーニングの場合、眼球がスムーズに動くようになってきたら、難易度を上げることも考えてみましょう。**同じトレーニングを繰り返すと飽きてしまうことも考えられるので、難易度アップはやりたいという気持ちを引き出す**ことにもつながります。

　お勧めは、バランスボールに座ってバランスを取りながら、線めいろや線なぞりなどのトレーニングを行い、眼球運動に負荷をかけることです。

　バランスボールに座るだけでも遊び感覚で楽しめるので、子どもは喜んで取り組みます。**バランスボールのサイズは、上に座った際、膝が90度になるもの**が適しています。目安は、150cm未満のお子さんなら、直径45〜55cmのバランスボールが良いでしょう。

　楽しい反面、**眼を動かすと平衡感覚に関わる三半規管に影響してバランスを崩しやすくなるので、線めいろなどをするとバランスボールに座っていることが難しくなります。**

　負荷をかけても上手にトレーニングができるようになれば、眼球運動の能力は、より確かに身についたということになります。

全部できるかな？　線めいろ

やり方　同じマークからマークまで、上から下、下から上へ、えんぴつで線を
たどります。

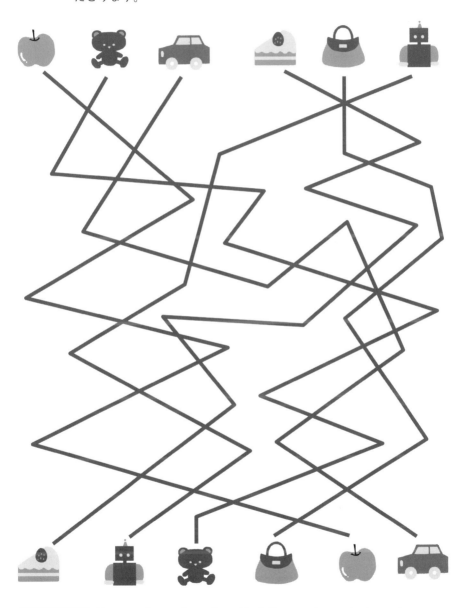

指導ポイント　終わった後に、えんぴつの線がずれていないかをチェック。

定着するまで続けることが大切

視覚機能の改善は、トレーニングをすることであらゆる年代の人に期待できます。

トレーニングの種類や頻度、個人差もありますが、毎日続けると、一般的に3週間から3カ月で物が見やすくなったり、字がきれいに書けるようになったりと、うれしい効果が多くの人に出ます。

特に1章から3章で紹介する眼球運動のトレーニングは、筋肉に直接作用するので効果があらわれやすいでしょう。

ビジョントレーニングは一度に長時間行うよりも、ある程度の期間続けることが何よりも大切です。

眼を意識的に動かすことは、思いのほか疲れることなので、無理は禁物です。理想としては、**毎日15分程度のトレーニングを続ける**ことです。しかし子どもの場合は、できるものを1分からでも、毎日できなくても、継続することを頭に置いて気長に取り組みましょう。

一般的に**1年程度トレーニングを続けると、効果が定着する**と言えます。

自転車に一度乗れるようになればずっと乗れるのと同じように、一度きちんと身につけた視覚機能の能力は、トレーニングを終了してももとに戻ることはありません。

定着した後も、ときどき眼球運動のトレーニングを行うと、眼が刺激され高い視覚機能を維持することができます。

眼を大きく動かすよ　線なぞり

やり方 スタートからゴール、ゴールからスタートまでを、眼で線をたどります。

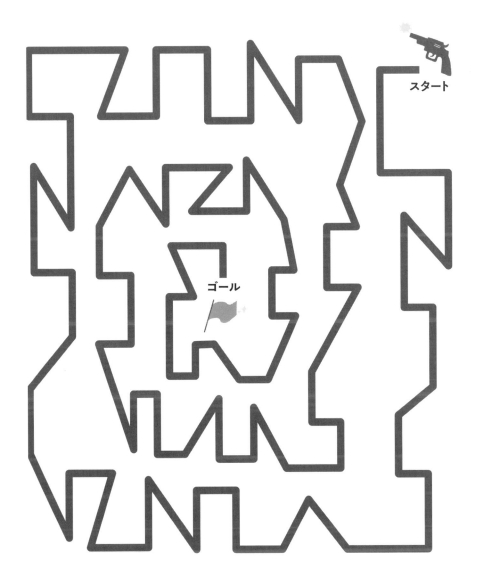

スタート

ゴール

指導ポイント 進行方向と逆に向かう線もしっかり見る。

お手伝いでトレーニング

　遊びを通じてトレーニングができるのと同じように、おうちで家事を手伝うことで見る力をアップさせられるものがたくさんあります。**家事の場合は、習慣化することで子どもの眼球運動の能力を大きく向上**させることも可能です。

［タオルをたたむ］

　洗濯物のタオルの角と角を合わせてたたむことは、眼と手を動かす立派なトレーニングです。お手本を見せて、同じようにたたんでもらいます。タオルをたたむ担当になり、毎日手伝ってもらいます。慣れてきたら、シャツやズボンなどたたむのが難しいものに挑戦させてあげるようにすると良いでしょう。

［床の拭き掃除］

　フローリングの拭き掃除は、眼を動かして汚れやゴミを見つけるだけでなく、板目に沿ってまっすぐに拭く必要があるので、眼の力を鍛えるにはうってつけの家事です。まずはやり方のコツを、見本を見せながら教えます。うまくできるようになったら、範囲を決めて週に2回くらいの頻度で任せてみましょう。

　家事をすることは、眼のトレーニングになるだけではなく、子どもの生きる力を育むことにもつながります。「うまくなったね」「助かるよ」などと声かけをして、やる気を引き出しましょう。

7本も線があるよ　線めいろ

やり方 同じマークからマークまで、上から下、下から上へ、えんぴつで線を
たどります。

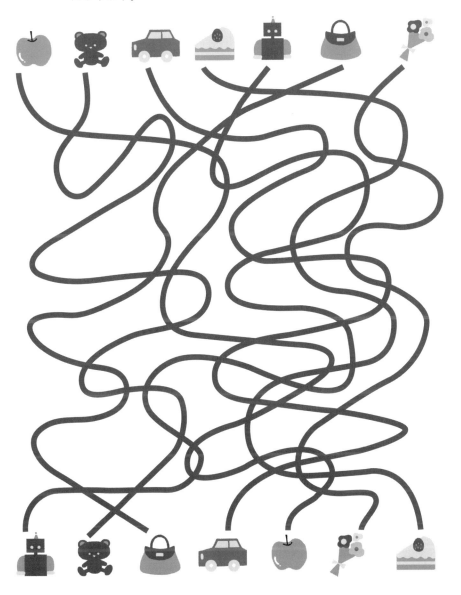

指導ポイント 線が重なっているところで、違う線にいかないように注意。

「見えにくさ」と発達障害の関連

　「見えにくさ」の問題は、発達障害という脳機能障害と深く関連していることが分かってきました。

　発達障害は、生まれつき脳の発達や働き方に特徴があり、生活上の困難が生じやすい障害です。自閉症スペクトラム、ADHD（注意欠如・多動症）、学習障害などがありますが、同時に二つのタイプの症状があるお子さんもいます。

　実は、発達障害の子どもが抱えている困難には、視覚機能の問題によって起こるものと重複する部分が多くあります。どちらも脳機能が関わるので、悩みや困難が重なりあっているのです。

　例えばADHDは、脳の前頭葉の神経伝達の問題とも言われています。眼球運動は前頭葉でコントロールされているので、ADHDのお子さんにとって眼球運動のトレーニングをすることは、注意力のトレーニングになるとも考えられます。

　これらのことにより、ビジョントレーニングは、発達障害の支援策としても注目されています。

3章

読む力をのばす

QRコードを読み取ると、
3章のワークが
A4サイズで
プリントできます。

跳躍性眼球運動

お子さんに次のような問題がありませんか？

● **本を読む時に、行や文字を読み飛ばす**

● **球技が苦手**

● **黒板に書かれた文字をノートに写すのに時間がかかる**

　このような場合は、跳躍性眼球運動という視覚機能に問題があるかもしれません。

　跳躍性眼球運動は、ある1点から1点までを、眼をジャンプするように素早く動かす運動です。ゆっくりした眼の動きの追従性眼球運動に対して、**素早く眼を動かして対象物をとらえる**のが跳躍性眼球運動です。

　人ごみの中から特定の人をさがしたり、図書館の書棚で目的の本を見つけたりする場合にも、この力が必要です。**多くの中から、自分が必要な情報だけを得るためには、眼をパッパッと速く動かさなければならない**のです。

　学習においても、**文字を読んだり、文章の中からキーワードをさがしたりする際に必ず必要になる眼球運動**なので、お子さんに問題があればできるだけ早く見つけたいところです。

　本を読んでいる時に、眼がスムーズに動かないために頭や体を補助的に動かしながら読んでいないかなど、お子さんの動きに注目してみましょう。

声に出して読もう！　ひらがな表

やり方 右上から順に、声に出して一行ずつたてに読みます。同じように、左上から横に読みます。

➡️ ❷

か	も	た	そ	く	み	あ	れ
た	と	い	め	ま	ね	る	け
て	よ	ら	な	こ	ゆ	む	ち
に	き	も	ぬ	に	ひ	さ	う
の	す	し	る	は	つ	を	や
て	に	ほ	ら	よ	ろ	し	ば
ぎ	ら	だ	く	え	の	て	む
す	り	み	う	と	き	む	ら

❶

指導ポイント 眼だけで追うのが難しければ、行頭を指で指しながら読んでも OK。

75

眼を素早く動かすトレーニング

　眼を素早くジャンプさせる跳躍性眼球運動は、**図や数字、文字、イラストなどがランダムに並んだ中から、指定された物を素早く見つける**というトレーニングを行います。

　主に紙に印刷したワークシートを使って、繰り返してトレーニングします。

　このトレーニングも、追従性眼球運動のトレーニングと同様に、**眼の筋肉のトレーニングなので、続けることでかなりの効果**が期待できます。

　トレーニングに制限時間はありませんが、かかった時間を記録し、次はそれより速くできることを目指すなど工夫すると、繰り返してトレーニングするためのモチベーションになります。

　トレーニングはゲーム感覚で取り組むと楽しくなるので、親も一緒にやって競争するのも良いかもしれません。

　同じワークシートでトレーニングを繰り返していると、場所を覚えてしまったり飽きてしまったりすることも考えられるので、この本のワークシートを参考に、**オリジナルのワークシートを作ってあげるのもお勧め**です。

　どんどん眼の動きが速くなっていくのが理想ですが、場所を覚えたことで速くなったというのでは眼球運動にはならないので、きちんと眼を動かしているか気をつけてあげてください。

素早く見つけよう！　数字さがし

やり方 1から20まで順番に数字を見つけ、「1」「2」と声を出しながら、指
でタッチしましょう。

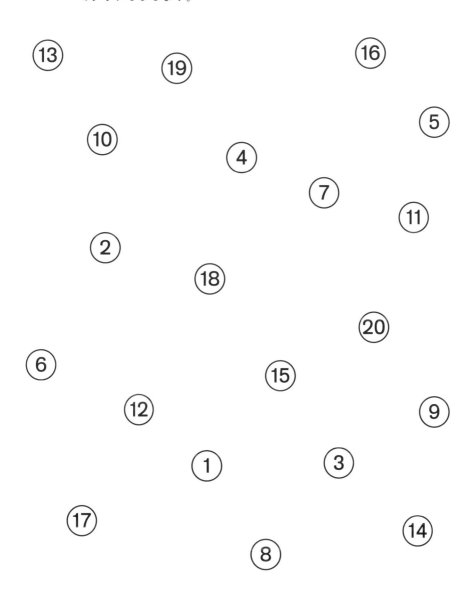

指導ポイント 数字にきちんと指が触れているかチェック。

目的の物を速くさがす

　跳躍性眼球運動は、多くの物の中から見たい対象物をとらえる時に役立つ眼の働きです。

　一般的に自分が見たい物は、単体で存在するのではなく、まわりにはたくさんの物があります。ですから、**いろいろある物の中から見たい物を瞬時に見つけなければなりません**。そのために人は、**多くの物に対して一つずつ視線をとばして見る作業**を知らず知らずのうちに行っているのです。

　例えば、次のようなケースがこれにあたります。
- **本を読んでいて次の行に視線を移す**
- **舞台上の子どもが、応援席の中から自分の家族をさがし出す**
- **ジグソーパズルのピースの中から、同じ色のピースを見つける**

　目的の物を速くさがせるか否かは、普通に生活する上でも、勉強する上でも、大人になって仕事をする上でも大きな影響があるので、ぜひとも鍛えたい力です。

　物を速くさがすトレーニングは、たくさんの数字が書かれたワークシートの中から、指定された数字をさがして丸をつけるというような方法で行います。

　指定された数字に素早く視線を合わせることで、必要な情報を得る力を鍛えます。

ぐっと集中！　仲間をさがせ

やり方 指定された数字をさがして、丸で囲んでいきます。
① 59をさがす。　② 21と76をさがす。

88	65	42	11	49	52	32	21
17	23	13	56	99	59	48	27
96	55	76	39	92	71	54	33
73	53	64	95	43	74	56	19
65	59	87	31	84	69	21	26
83	79	47	58	69	18	91	75
21	70	33	51	29	37	45	82
16	82	40	52	99	85	77	59
41	38	90	76	66	88	33	93
12	26	86	60	78	98	44	22
35	16	24	59	83	96	14	26
20	11	25	61	42	50	21	73
62	76	51	80	23	31	15	89
94	46	59	42	65	98	72	32

指導ポイント 似ている数字に惑わされないように注意。

文字を速く正確に読む

　文章を読んで理解すること、特に速く読んで知識や情報を正確に得ることは、誰にとっても有益なことは言うまでもありません。**速く読むことができる人のほうが、読むのに時間や労力がかからないので、理解も優れている**という報告もあります。

　お子さんの眼のことを心配されている多くの親御さんが、「読むのが遅いこと」を気にされています。これもやはり学力に直結するからでしょう。
　読む力を向上させるためには、視線をなめらかに動かし、素早く移動させる機能を高める必要があります。また、**眼を大きく動かして視野を広げる**トレーニングも欠かせません。

　正確に読むには、眼を速く広く動かして、たくさんの文字の中から文節ごとに文字をジャンプさせて読み進めていきます。文節が分からないお子さんには、親御さんが文章の文節ごとにスラッシュを入れて区切るところをはっきりと示し、読みやすくする工夫をしてあげてください。
　また**読み漏れをなくすこともポイント**なので、最初のうちは文末まで眼がいくことを意識するように伝えてください。
　読むのが遅いお子さんは、目線を行に沿って正しく速く動かせていないことが考えられるので、このように**眼の動かし方のコツを教えてあげて練習をすれば改善が期待**できます。

大きく眼を動かすよ！ 眼のジャンプ

やり方 上下、左右に文字を眼で追います。本を横にして右上の⑩からたてに ⑩⑦⑨…と読んでいき、最後まで行ったら最初に戻り３回繰り返します。 同様に、左上から⑧③⑩と横に読みます。

③   ⑦   ②   ⑤

⑩   ⑦

⑨   ⑥

①   ④

③   ②

⑤   ⑧

⑧   ⑩   ④   ①

指導ポイント 頭を動かさずに、眼をジャンプさせているか確認。

黒板からノートに速く眼を動かす

　学年が上がるにつれ、「板書のスピードについていけなくなった」という悩みを抱え、ノートをほどんど取れていない子たちが増えます。

　小学校では基本的に、先生の板書を書き写してノートを取るという授業が中心になります。**板書を書き写すことが苦手だと、板書に書かれている内容を理解したり、考えたりする余裕がなくなってしまい授業についていけなくなる恐れ**もあります。

　黒板に書かれた文字を速く正確にノートに書き写すためには、先に紹介した**追従性眼球運動に加えて、素早く一点から別の一点へ眼球を動かす跳躍性眼球運動の力が必要**になります。

　また、板書を写すのが遅い子は、板書の文字を1字読んではノートに1字書くという効率の悪い作業をして、書き写しが遅くなっていることも考えられます。

　このような場合、眼を素早く動かすことと同時に、板書の中から**文節や言葉のまとまり、意味のまとまりなどで覚えノートに書き写すようにすることも必要**です。これをマスターすれば、視線を移動する回数を大幅に減らすことができ、書き写しのスピードを激的にアップさせられます。

　書き写しが不得意なことを放置すると、学力だけでなく自己評価まで下がってしまうので、写すコツを教えてあげましょう。

あきがいっぱい！ カタカナ表

やり方 右上から順に、声に出して一行ずつたてに読みます。同じように、左上から横に読みます。

➡ ❷

カ	タ			ハ		ル	シ
	メ		イ	ン			ヨ
デ			ラ	ギ		ク	ダ
キ	ヌ		ス	モ		ウ	
	テ		ツ	レ		ハ	ヤ
マ	ヌ		ケ			バ	ロ
コ	ユ		ノ	チ		エ	テ
	ニ		キ	ウ		ラ	ト

指導ポイント 視線をランダムに動かす必要があることを伝える。

眼の筋肉を鍛える

　眼球を動かす筋肉「**眼筋**」を鍛えることで、**両眼を使って目標物を正確にとらえたり、眼からの情報を脳で処理して体を動かす運動機能を向上させたりする効果がある**とされています。

●**眼筋**…眼球の向きを変える眼のまわりを覆っている筋肉。この筋肉が衰えると、動体視力の低下や視野が狭くなるなどの不調が出る。

　眼のまわりの筋肉を意識して動かす力を身につけると、眼をスムーズに動かせるようになるので、**両眼のチームワーク、追従性眼球運動、跳躍性眼球運動の３つの眼球運動の力が高まります。**

　眼の筋肉の強化には、次のトレーニングがお勧めです。音を鳴らしながら一定のリズムで行いましょう。

[**眼球筋トレ**]

●**用意する物**…メトロノームやメトロノームのアプリ（１分間に60の速度で鳴らす）

●**やり方**…① 両腕を肩幅より広くまっすぐにのばして親指を立て、１分間音に合わせて左右の指に順番に視線を素早く移動させる。

② ①の腕を親指が真ん中を向くように顔の上下に移動させ、１分間音に合わせて上下の指に順番に視線を素早く移動させる。

③ 親指を頭の右側上と胸の左側に置き、１分間音に合わせて斜めの指に順番に視線を素早く移動させる。逆の位置も同様に行う。

●**注意すること**…眼だけ動かして、顔を動かさない。音が鳴ったら必ずいったん親指のところで目線を止める。

速く読めるかな？　ひらがなランダム読み

やり方　左上から順に、声に出して一行ずつ横に指でなぞり、次に眼だけで追って読みます。同じように、右上からたてに読みます。

① ➡

② ⬇

あ	し	か	さ	た	や	く	わ	り	れ	そ
よ	る	ひ	き	ふ	た	え	ま	ほ	な	ば
る	た	と	し	て	れ	ら	も	あ	お	く
め	え	し	と	き	ま	な	く	じ	ら	い
お	ん	き	や	と	り	ろ	さ	ふ	さ	え
だ	な	と	ん	わ	と	め	う	も	あ	が
さ	く	ら	た	も	や	よ	り	き	る	ね
か	の	し	て	と	ら	が	か	ま	き	り
こ	と	け	な	す	を	そ	れ	み	き	せ
え	ゆ	も	ぐ	ら	も	た	き	う	あ	り

指導ポイント　慣れてきたら、読むスピードを速くする。

頭を動かさないで 眼だけを動かす

物を見る時には、眼球運動で対象物にピントを合わせて、ピントを調整する必要があります。何度もお伝えしてきましたが、ビジョントレーニングは、眼の筋肉をしっかり動かすことで、**頭を動かさないで眼だけで対象物をさがすようにすることがポイント**です。

しかし、見る力の弱い子は、「眼だけを動かしてね」と伝えても、頭や首を補助的に動かしてしまいます。これでは**頭が動くたびに視点がずれるので、眼で物を正確に素早くとらえることができません。**

頭を動かして物を見ているということは自覚するのも難しいので、お子さんが頭を動かして見ていることに気づいたら次のトレーニングをしてみましょう。

[仰向けトレーニング]

① 仰向けに寝て、頭を枕などで動かないように固定する。

② 左右の手ごろな場所にポイントを決め、頭は動かさず眼だけを動かしてゆっくり左右5往復見る。

この状態でもし頭を動かして見ていると、本人も自分が頭を動かして物を見ていることに気づくでしょう。**眼だけを動かすためには、眼球を大きく動かすイメージで取り組む**ように伝えると良いでしょう。また、眼に力が入りすぎるとスムーズに眼球運動ができないので、リラックスするように声かけをしてください。

ルールを守ろう！　数字レース

やり方　左上からスタートし、例のように数字の下にえんぴつで線を引いていき、5で紙からえんぴつを離さずに丸をつけていきます。

例

6	8	5	3	⑦	5	0	8	2	⑦	4
3	1	8	5	⑦	4	2	⑦	0	8	5
9	2	5	⑦	4	6	8	5	3	⑦	5

指導ポイント
行端で折り返して、最後まで進む。

8	6	5	3	7	5	0	8	2	7	4
1	3	8	5	6	4	2	7	0	8	5
2	9	5	7	4	6	8	5	3	7	5
0	9	2	7	3	4	1	8	5	7	4
2	7	0	5	8	9	2	5	7	4	6
8	5	7	3	5	0	9	2	7	4	3
1	6	5	7	4	2	7	0	8	9	5
2	5	7	4	1	6	5	3	7	5	0

読み飛ばさないようにするコツ

　文章を読むと行を飛ばす、同じところを何度も読む、読んでいる場所が分からなくなるといったことで悩む子が近年増えています。

　これらは、眼球をスムーズに動かせないために起こる問題です。特に、**眼をまっすぐに動かせないことが一番の原因**です。

　小学校に入るまで文章の多い本を読むことが少なく、眼をまっすぐ動かす経験を積んでこなかったために読み飛ばしてしまうという報告もあります。**幼児のうちから本を読む代わりに、タブレットなどを使う機会が多くなっていることも一因**です。

　しかし、文字の読み飛ばしや見落としを減らすには、跳躍性眼球運動のトレーニングを繰り返し行うことが有効だと言われているので安心してください。

　またトレーニングで視覚機能を鍛えると同時に、読みにくさを補う次のような工夫をすることも大切です。

● **行間が広く、読みやすい縦書きのレイアウトの本を選ぶ。**

● **どの行を読んでいるのか確認できるように、読書用ガイドを使う。**

● **定規を当てて読む。**

　外部環境を整えることでうまく文章が読めるようになると、自然と読むことが楽しくなり、自分で意識して練習するようになります。少し手間はかかりますが、お子さんにピッタリの対策を見つけてあげてください。

リズミカルに読もう！　３つの言葉

やり方 ３つの単語のかたまりを、単語を区切りながら、一定のリズムで声に
出して読みます。

うさぎ / かめ / ほたる　　はな / はしご / へそ　　もち / かば / のり　　うみ / とびら / ふた

ぶた / さる / せなか　　はる / はな / かわ　　たたみ / ひと / いす　　はさみ / いわ / つくえ

さいふ / ほね / みせ　　まり / すいか / むし　　くるま / まめ / ぼうし　　かわ / とら / しるし

れんこん / とうふ / かぜ　　いし / ひかり / こま　　もち / たこ / かた　　くま / かに / あひる

でんしゃ / なまえ / いか　　とり / はなし / ひと　　くさ / かわ / ふとん　　うま / はさみ / とけい

ぬま / みつ / きょう　　さる / ひらがな / はと　　ごぼう / けしき / のり　　まど / しお / でんわ

みせ / あひる / あさ　　いちご / わに / こすもす　　きく / くすり / ひる　　もやし / ひじ / くも

いわ / ちくわ / からす　　とり / けしき / ふくろ　　あし / となり / こころ　　りす / もも / かたな

かぼちゃ / つえ / ひざ　　はかせ / くすり / とき　　よる / くに / はし　　かるた / そら / いえ

つばさ / たけ / めじろ　　ちず / くも / はくさい　　かた / すし / みず　　きもち / さら / もち

かに / だるま / さる　　ひじ / せんす / ほうき　　おうむ / きん / あし　　ひよこ / ちょう / あさ

たぬき / ひょう / ゆき　　ばった / まど / みかん　　あたま / ぶどう / ゆき　　つき / ほし / やま

せみ / ぞう / そば　　さば / たぬき / かさ　　けしごむ / みみ / そうじ　　にじ / かびん / ふえ

指導ポイント 最初は、大人が「パン、パン、パン」と手拍子を打ち、それに合わ
せて子どもが３つの単語を読むと良い。

スポーツの パフォーマンスを向上

　スポーツでは、例えばボールを素早く視野の中でとらえたり、敵と味方の選手の動きを同時に認識したり、的確に体を反応させたりしなければならないので、跳躍性眼球運動がよく使われます。

　スポーツは、すべては見ることから始まります。 高度な視覚機能が必要になるので、アメリカではオリンピック選手などの一流選手がビジョントレーニングをして、能力を向上させています。

　自分のまわりの人や物を把握するには、**周辺視野を広げなければなりません。** 周辺視野が狭いと意識が一点に集中し、スポーツの最中に敵や味方の動きが把握できません。また、**視界の端から飛び出してきた物に対応** できないといった問題も起こります。

　私が指導したボクシングの世界チャンピオンになった村田諒太選手は、ビジョントレーニングを取り入れたことで、眼と手の反応が良くなり、パンチ力と相手をブロックする力が上がりました。

　村田選手は当初、眼を動かす時に頭も一緒に動かしていたので、頭を動かさず眼だけを動かすトレーニングを中心に行いました。眼を素早く動かせるようになったのと同時に周辺視野が広くなり、動いている物に、より素早く反応できるようになったのです。

　スポーツがうまくなりたいと思っているお子さんにも、ぜひビジョントレーニングに取り組ませてあげてください。

文字がいっぱい！ ひらがなランダム読み

やり方 左上から順に、一行ずつ横に声に出して読みます。同じように、右上
からたてに読みます。

➡ ❶

❷

あしかさたやくわりれそおらもれてれくたさふくろき
よるひ　ふたえま　なばと　なくさえ　ろさんおいじ
るたとしてれらもあおくてしとのもりやがあわりぱく
めえし　きま　くじら　いり　くらもせき　をれうめ
おんきやとりろさふさえたきがおごけぷらをねるさば
だな　とんわ　とめうも　あがせ　きゆめ　あくりち
さくらたもやよりきるねさかなけよをいるかねむじこ
かの　してと　らが　かまきり　さか　なぽば　さち
ことけなすをそれみきせみなはわけとけいまきとりば
えゆも　ぐらも　たき　うあり　はつけ　また　しか
のきれとかいるほりてひりをそもつらえやとらあくに
こめ　まな　たぬき　ともこ　いたろ　なけり　をね
いことぶてあきさらめまなさとりるもとけいかいもら
なは　よしき　めをぶく　おづきけ　さじのり　けく
けさるましきつねかなおものぎとがいなれるほりぢか

指導ポイント かかった時間を毎回計りグラフ化すると、やる気アップに。

文字を速く読めるようになるには

　学習でのつまずきは、小学校に入り文字を読むようになって初めて明らかになることが多いです。特に読むのが遅いというお子さんは、眼球運動に問題があることも考えられます。

　文書を速く読めない子は理解度も低いことが分かっており、放っておくと授業についていけなくなる恐れもあります。学習のつまずきは、できる限り早期の対応が必要です。

　眼球運動は、本を読む時に自然に使っています。少し視線を外した後にもとの字に戻ったり、行の最後から新しい行の先頭に移ったりといったことが、ほぼ無意識に行われています。

　眼球運動のスムーズさは個人差があり、跳躍性眼球運動が苦手だと、眼を素早く動かせず本を読むのが遅くなるのです。

　本を読むという作業は、行や文字を飛ばすことなく視線を移動していく、眼にとって難しい作業です。跳躍性眼球運動のトレーニングをして眼を素早く動かす練習をすると同時に、お子さんのレベルに合った本を読む読書習慣をつけることが必須です。

　絵本は読んだけれど、その後のレベルの本を読んでいない子も多いのが現状です。**リビングなど家の中で長い時間過ごす場所に、お子さんのレベルに合った興味のある本を置いて、すぐに読める環境**を整えると良いでしょう。近くに本があることが、本を読む習慣をつける第一歩です。

"C" はいくつ? 同じ文字さがし

やり方 左上から順に、1行ずつアルファベットを眼で追っていき、"C" がいくつあるか数えましょう。

➡️

a c g i r f k

s n n h i u o

j k s c q s i

m k y h c b c

b x w c m e h

w o i c m k x

u k e c y d z

t f c t n i m

m e s w n o v

指導ポイント "C" だけで、眼を止める。

必要な情報を速く正確にさがす

　好きなお話を自分のペースで読む読書とは違って、テストなどでは決まった時間内に問題文を読んで、内容を理解し、必要な情報を速く正確に見つけ、解答を書くという作業をしなければなりません。

　眼を動かすのが遅いと、問題を最後まで読み終わらず、必要な単語も見つけられず、テストの結果も悪くなってしまいます。

　近年、日本の子どもの読解力の低下が明らかになり、向上が求められています。

　読解力は文部科学省によると、「自らの目標を達成し、自らの知識と可能性を発達させ、効果的に社会に参加するために、書かれたテキストを理解し、利用し、熟考する能力」と定義されています。

　読解力の基礎となる**読み書きを支えているのは、問題文を眼から取り入れ脳で理解する**ことから、**視覚機能**です。ですからトレーニングをして眼を速く大きく動かせるようになることは、不可欠なのです。

　跳躍性眼球運動のトレーニングで眼が速く大きく動かせるようになったら、次は情報を速く正確にさがせるようになるために、短いお話を準備し、次のポイントで眼を止めるようにしてみましょう。

● **いつ、どこで、誰が、何を、どうしたをさがす**

● **登場人物の心情（うれしい、悲しい、不安といった言葉）をさがす**

　こうすることで、文章の内容が理解でき、必要な情報を正確にさがせるようになっていきます。

形がバラバラ！　数字さがし

やり方 1から40まで順番に数字を見つけ、1、2と声を出しながら、指で
タッチしましょう。

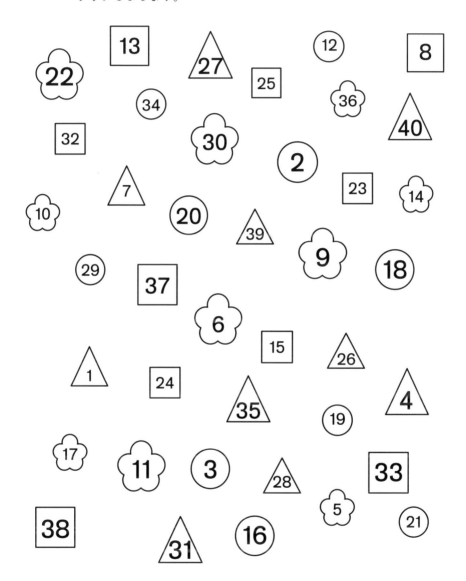

指導ポイント 慣れてきたら、順番を大きい数字から小さい数字に変えると、難易
度がアップ。

ビジョントレーニングと脳との関わり

私たちは、外からの情報の多くを眼から取り入れています。**眼でとらえた情報を脳へ送り、脳は眼で見た物が何で、どんな状態かを把握したら、体が適切に動くように指令を出します。**

私がお世話になっている「脳の学校」代表で医学博士の加藤俊徳先生によると、**脳の視覚を司る部分では、眼に見える情報を脳に映すだけではなく、見たい物を分析しながら見ている**そうです。

つまり私たちは、「見えるままに見る」のではなく、自分から「見にいく」トレーニングをする必要があるのです。見えないなら、見るための眼と脳の使い方をマスターする必要があるのです。

加藤先生に実験していただき、**ビジョントレーニングをすることで、大脳の中の前頭葉の働きが活発になる**ことが分かりました。前頭葉は、思考、意思決定、行動抑制、情動制御、意識・注意の集中、コミュニケーション、記憶のコントロールなどを司り、脳の司令塔と呼ばれています。

例えば、**何かを考えている時に眼をよく動かすと、考えが浮かびやすかったり、気持ちが落ち込んでいる時に上を見ると、気持ちが少し明るくなったりする**のは、脳と眼の関わりのためです。

物を見るという行為には脳が大きく関与しているので、**ビジョントレーニングは、脳を成長させる確かな方法の一つなのです。**

さがせるかな？　同じ数字さがし

やり方 左上から順に、一行ずつ数字を眼で追っていき、"2357"がいくつあるか数えましょう。

➡️

3456　2357　6345　7821　8941　9321

　　4283　8163　5963　2355　2357　4156

7143　4518　2357　2315　9462　3356

　　1327　2180　2347　5543　2357　7642

2357　8514　2193　4562　7594　1353

　　6354　7348　6354　7149　9573　6745

　　　　2367　1537　7615　2357　9125　4502

2315　3564　7128　2357　4513　3528

　　8012　2357　3526　4573　9781　2357

2357　8932　2343　7526　1527　1846

　　　　4369　7825　1357　2357　1301　4315

2160　2357　8419　4873　9234　7348

指導ポイント 見つけたら指を立てて数えていくと良い。

眼と手の協応

　　眼で見た情報に合わせて、手を動かす機能のことを眼と手の協応と言います。

　ビジョントレーニングには、眼と同時に手も動かすトレーニングがたくさんありますが、これは眼と手の協応を鍛えるためです。

　例えば、向かってくるボールを見て取ったり避けたりするのに速く体を動かすのも、文字を書く時に眼の動きに手の動きを合わせるのにも、眼と手の協応が使われています。

　このように**眼と手を連動させることは、スポーツや学習において重要な力**です。

　眼と手の協応を遊びながら鍛えるお勧めの方法があります。百人一首やカルタ、トランプは、見た物に応じて手を動かすことでトレーニングになります。

●**百人一首やカルタ**…頭を動かさず、眼だけを動かして札をさがすことを意識すると良い。

●**トランプ**…特に「スピード」は、場の札と手元の札を見て、速く札を出していくため眼と手をよく使うのでお勧め。

　「見る」と「動く」の能力のつながりは、経験を積まなければ向上しません。上記の遊びや、ビジョントレーニングで向上すると言われているので、楽しんで取り組みましょう。

眼をジグザグに動かすよ！　数字レース

やり方 左上の数字からスタートし、例のように数字をたどりジグザグに線を
引いていきます。その際、紙からえんぴつをはなさず、2は○、9は
□、8は△で囲みます。

例

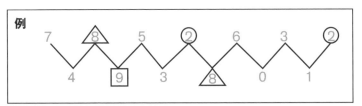

指導ポイント
数字に線が
重ならない
ように注意。

8	7	2	5	2	3	6
	9	4	3	8	1	0

3	9	4	6	1	2	5
	2	7	8	0	3	9

6	4	3	8	5	1	9
	2	9	5	7	0	1

キャッチボールで 眼のトレーニング

　体を動かす経験を積み重ねることは、子どもの視覚機能を向上させるためには欠かせません。

　しかし近年、子どもも習い事などで忙しく、体を動かす機会がなかなか持てないのが現状です。休日などを利用して、**親が意識的に体を動かす機会を作る**ようにしましょう。

　跳躍性眼球運動のトレーニングにお勧めなのは、**よくはねるボールで遊ぶ**ことです。よくはねるボールは、眼でしっかりと追わなければキャッチできません。

[用意する物]
スーパーボールや、弾力性がありよくはねるゴム製のボールなど。

[やり方]
ボールが地面で1回バウンドするように投げて、キャッチボールをします。

[注意点]
眼を先に動かし、その方向に頭や体が後からついていくようなイメージで動きましょう。ワンバウンドさせるとボールの動きに変化が出て、眼をより大きく速く動かすことになります。

　家族で出かける時にスーパーボールを持って行くと、公園や広場があれば、2人でも数人でも家族みんでいつでも楽しい時間が過ごせます。

区切れてないよ！　3つの言葉

やり方　3つの単語のかたまりを、単語を区切りながら、一定のリズムで声に出して読みます。

じょうぶちょうちんだちょう　　せいちょうしょうじきばった

かいじゅうきゅうりやきゅう　　くじゃくひょうたんれんしゅう

にゅうがくちきゅうどじょう　　こきゅうまんじゅうきょうかしょ

うちゅうちゅうがくしょうゆ　　はくちょうきゅうしょくけしょう

ぎょうれつびょういんこんちゅう　　じどうしゃきょうしつりょうり

ちょうちょれんしゅうしょうたい　　きゅうりちゅういにゅうがく

しょうがつきゅうじょしょうかい　　だちょうがくしゅうじしょ

みょうじきょうぎやきゅう　　はくちょうそうちょうきゅうきゅうしゃ

しゃしょうぎょうれつがっしょう　　しょうぎちきゅうぎがったい

コーヒークレヨントランプ　　スパゲッティマラソンパズル

ビスケットセーターバスケット　　サッカーコロッケカレンダー

シャンプーハンバーグパフェ　　オルゴールバイオリンパン

ストーブフライパンオレンジ　　サンドイッチフルーツバナナ

ロケットケチャップニュース　　ケーキクリーニングゴールド

ジャングルピーナッツロボット　　スケートミキサーペット

モノレールハムスタークラリネット　　チーズリズムチャイム

ピーマングローブワッペン　　マフラーカンガルーキャンプ

チューリップマヨネーズアイス　　シャベルセータースイッチ

指導ポイント　難しければ、単語と単語の間に区切り線を引く。

家庭でできる文字が読みやすくなる工夫

　眼球運動や視空間認知に問題がある場合、文字が読みやすくなるように工夫することが大切です。

　教科書、ノート、プリントなどは、勉強をする際にお子さんにとって見やすく、書きやすいものであることが理想的です。

　どうすれば読みやすくなるか、下に例を示しますので本人の意見を聞いて、お子さんに合った方法をさがしてみましょう。

●メガネをかける
ピントを合わせる力が弱い場合は、ピント合わせを補助するメガネをかけるという手も。両眼の寄せを補助するプリズム眼鏡もあります。

●教科書を拡大する
文字を大きくしたほうが認知しやすく、眼球運動への負担も減るので、本人の希望を聞き拡大するのもお勧め。

●行間を空ける
行間がつまっていると文字が重なって見えることも。行間の空いた文章を読むようにすると良い。

●1行の長さを短くする
1行の長さを短くすると、あまり眼を動かさなくても文字が読みやすくなる。

●スラッシュ（／）を入れる
文節や単語を区切るところにスラッシュを入れて、読みやすくする工夫を。

4章

イメージ力をのばす

QRコードを読み取ると、
4章のワークが
A4サイズで
プリントできます。

視空間認知の能力

　文字を正しく書き写せない、図形や方向、左右の認識が難しいといった問題があるお子さんは、視空間認知の能力がうまく発達していないからかもしれません。

　眼でとらえた映像は神経を通って脳に送られて、それが何かを認識できるようになりますが、**この脳の働きが視空間認知**です。**視空間認知は、運動機能や記憶力にも関係する機能**でもあります。

　この力により、**ただの点や線といった情報が、一つの形としてイメージされる**のです。**イメージが明確なほうが、体が反応しやすくなり、複雑な形も覚えられる**ようになります。

　視空間認知の能力は、形のある物を見て、触れて、動かして、それをまた見ることを繰り返すことで発達していきます。また触覚や運動感覚が視覚に連動することで、視空間認知のサポートになると考えられています。

　章末の「テングラム・パズル」と「スティック・パズル」などを使い、**見本の形を見て再現して、イメージ力を高めていきます。**

　視空間認知のトレーニングは、15歳くらいまでに始めるのが理想です。3章までで紹介した眼球運動は、筋肉と関係があるので大人になってからでものびることが期待できますが、視空間認知の向上は大人になってからでは難しいのが現状です。

並べてみよう！ スティック・パズル

やり方 スティック・パズルのピースを組み合わせて、見本を横に置き、それ
を見ながらと同じ形を作ります。

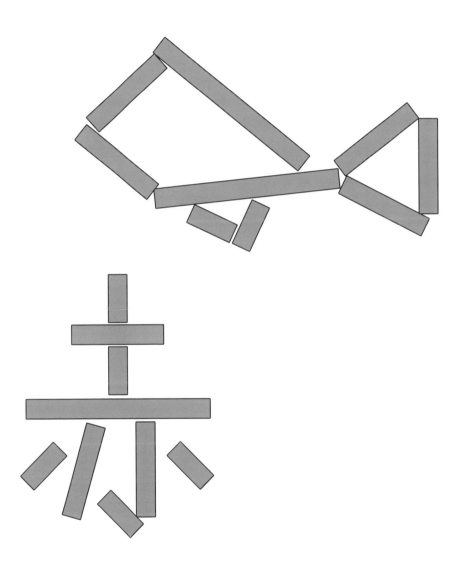

指導ポイント 難しければ、見本の上にピースを置いて形を作る。

文字が正しく書き写せない

　書くことが苦手で漢字が覚えられない、鏡文字など書き間違いが多い、似たような漢字を間違えることがあるといったお子さんは、**文字の形を正しく認識できない**ことが考えられます。

　眼から脳に送られた映像は上下左右が逆転していますが、一般的に人間には方向を認識する力があり、方向を正しく理解できます。
　けれども**左右の認識力が育っていないと、鏡文字を描いてしまうよ**うなことがあります。これは幼児にはよくあることですが、小学生になっても続くようなら要注意で、トレーニングが必要です。

　また、**線が複雑に重なった形について、線がどんなふうに交差しているのか理解できない場合**もあります。この場合、複雑な漢字を見ても、眼が線を追えず向きも分からないので、線がどう交わっているのか理解できず、正しく漢字を書くことができません。

　文字を正しく書き写すためには、多くの脳の部位を使います。
- **形を認識し、分析する**…後頭葉
- **記憶する**…側頭葉
- **方向を認知する**…頭頂葉

　物を見るという行為には脳が大きく関与していて、見た物を認識する力は脳が持っています。ですから**視空間認知のトレーニングは、視覚機能を高めるとともに脳も鍛えていきます。**

よ～く見てね！ テングラム・パズル

やり方 テングラム・パズルを並べて、見本を横に置き、それを見ながら見本
と同じ形を作ります。

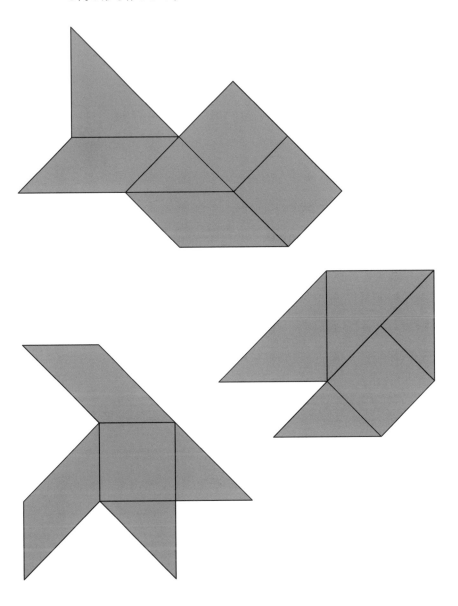

指導ポイント ピースを頭の中で回転させて考える。

形を見分けることが苦手

　視空間認知は、眼で見た空間を正確に認識するための機能です。視空間認知に**問題があると、道具がうまく使えなかったり形の認知を誤ったりすることが増え、何をするのも雑**になってしまいます。

　見た物を正確に認識できないと、その後の判断も体の動きも正確性に欠けてしまうからです。

　物の置き場所を覚えておくことも視空間認知機能に関わるので、物をなくすことも多くなってしまいます。この場合、物を整理し、認識しやすい環境を整えることも大切です。

　視覚情報を脳で処理し、形や大きさ、色、位置などを把握するのが視空間認知ですが、形の認識に関わる二つの働きがあります。

① **形や色を把握する**…眼からの情報を分析して、形の輪郭や色を認識する。

　　　　　　　　●図形問題が苦手　　●ぬり絵が苦手

② **仲間を見分ける**…大きさや色、位置などに左右されずに、「よ」と「ょ」のように同じ形を同じと認識できる。

　　　　　　　　●文字の形や人の顔を覚えるのが苦手

　視空間認知の力は、触覚など視覚以外の感覚と連動して発達します。紹介するワークをするとともに、勉強以外にもいろんな体験をお子さんにさせてあげてください。

当てはまるのはどれ？　形のかけら

やり方　一部分が欠けた見本の三角形を見て、欠けた部分に入るかけらはどれか、右の①〜④の中から選びます。

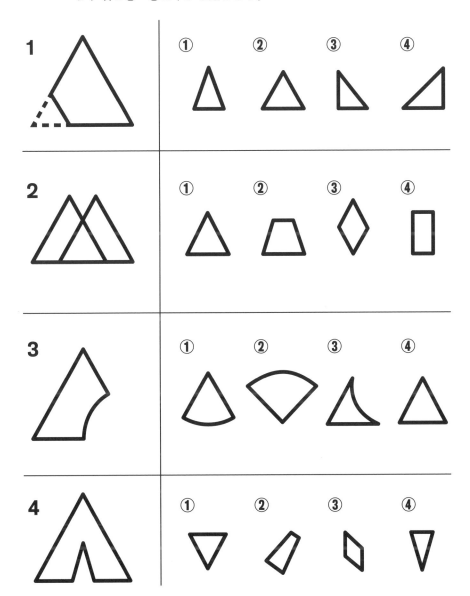

指導ポイント　どれを選べば三角形ができるか考えるように促す。

図形の認識が難しい

　図形の問題が苦手で、ひし形など書くことが苦手な図形がある子が増えています。

　これは文字と同様に、図形の形を正しく認識することや、イメージすることがうまくできないことが原因です。特に、**三角形やひし形など斜めの線がある図形が認識できないことがよく見られます。**

　図形を認識する力を鍛えるためには、形の模倣から始め、形の記憶、頭の中で形を操作するイメージトレーニングへと進みます。

　イメージの操作ができるかできないかは、算数や中高生で学ぶ数学において大きな差を生み出します。図形問題や理数系の問題を解く時に、必要になってきます。

　イメージの操作は、学習面においてだけではなく、空間の認知や物作りにも不可欠です。

　これができなければ、人生においてたくさんの可能性が制限されてしまうことにつながるので、**できるだけ早くトレーニング**を始めてください。

　最初から反転した形をイメージすることは難しいので、形の模倣と記憶をマスターしたら、まずは自分の手を表と裏で反転させ、それをよく見ることを4〜5回繰り返します。だんだんとイメージできるようになったら、図形やいろんな物の反転にトライしてみましょう。

覚えられるかな？　形と順番の記憶

やり方 見本を見て、その形と順番を1行ずつ記憶します。見本を隠して、覚えた図形を順番通りに紙に描きましょう。

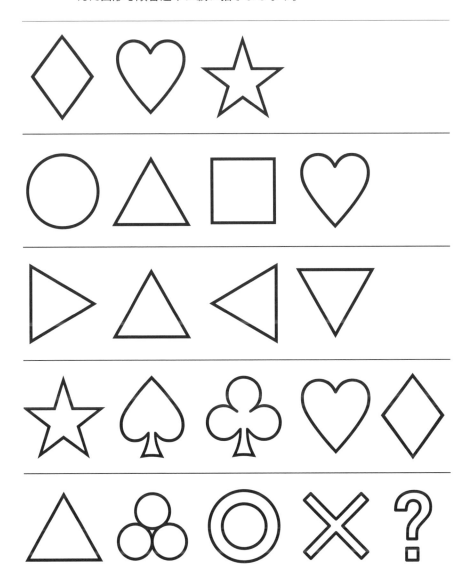

指導ポイント 他の部分は隠し、記憶する際に覚える図形だけが見えるようにする。

方向音痴でよく道に迷う

　道に迷いやすかったり、歩いているうちに方向が分からなくなる場合も、**視空間認知の問題**が考えられます。

　視空間認知の機能には、**人が物を見る時に、その対象物と背景を区別して見る働き**があります。これは、見たすべての物の中から、自分が必要な視覚情報だけを得るのに必要です。

　本の上に乗ったえんぴつや消しゴムを取ったり、本屋で買いたい本をさがし出せるのも、この働きがあるからです。

　例えば横断歩道で信号待ちをしている時にも、見たい物と背景を区別できると、「信号は青」「前から人が急いで歩いてくる」といった**欲しい情報だけが得られて、それに応じて体が対応する**ことができるのです。

　反対に、町中で必要な情報だけが見られないと、方向が分からなくなるので、自分がどこにいるのかも分からなくなったり、道に迷ったりしてしまいます。

　自分とまわりの場所を俯瞰した視点で見ることが難しいので、自分がどこに移動しているのか、地図の中で移動している様子をイメージすることが難しくなります。

　大人になって車の運転をするようになると、この眼の働きはなくてはならないものになります。運転の支障にもなる上、大人では向上が難しいので、子どものうちに鍛えるようにしましょう。

ちょっと楽しい！ スティック・パズル

やり方 | 見本を記憶して、スティック・パズルのピースを組み合わせて、見本を見ずに同じ形を作りましょう。

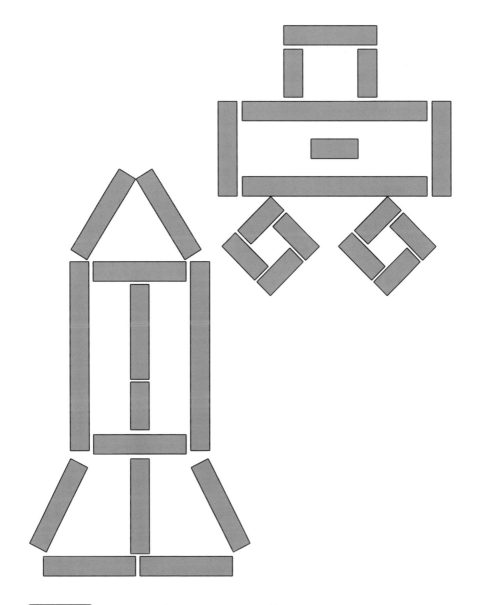

指導ポイント ロケットと車をイメージして記憶する。

空間的な位置を把握する

「どうしてこの子は、よくコップを倒すんだろう…」「何で着替えにこんなに時間がかかるの…」と思うことはありませんか？　これも視空間認知に問題があることが考えられます。

視空間認知には、眼で見た物を立体的に把握して、自分と物との距離や大きさ、上下左右などを確認する働きがあります。

これは、眼の前にある物をつかんだり、歩いている時に物をよけたりするのに必要な力です。

例えば、コップを右前に並べて、フォークを左側に置くと指示されたとします。

● **視空間認知に問題がない場合**

左右を正しく認識しているので、戸惑うことなく自然に右側にコップ、左側にフォークを置くことができる。

● **視空間認知に問題がある場合**

左右が曖昧なので指示に戸惑うことになり、たまたま正解することもあるが、反対に置いて間違ってしまうことがよく起こる。

この働きが弱いと、道を歩いていてもよく人や物にぶつかったり、球技が苦手になったりします。特に幼いうちから球技に苦手意識を持ってしまうと、スポーツ全般に苦手意識を持つことにつながるので注意してください。

覚えて書くよ！　形と場所の記憶

やり方　書かれた見本を見て、どこにどの図形が描かれているか覚えます。次に見本を隠して、解答欄に覚えた図形を描きます。

指導ポイント　覚える時間は30秒を目安に。

まずは見本の形を再現する

　先にもお話ししましたが、視空間認知の能力は、形のある物を見て、触れて、動かして、それをまた見ることを繰り返して発達していきます。

　ですから最初にするトレーニングは、見本の形を見て、見本に触れて、見本の形を再現していきます。テングラム・パズルとスティック・パズルを使ったり、見本の記憶をしたりして練習していきます。

● **テングラム・パズル**
　組み合わせると正方形になる三角形や四角形のパズル。見本と同じ形を再現することで、見た形を正しく認識する力を鍛える。
● **スティック・パズル**
　組み合わせると正方形になる3種類の24ピースの棒状のパズル。パズルの長さに気をつけて、形の認知力を高める。

　見本を見て再現することが難しければ、見本の上にピースを並べると良いでしょう。見本に合わせて必要なピースだけを渡すことでも、難易度が下がります。

　見本を再現するトレーニングとは別に、**動物や車、花や文字などお子さんの好きな形を自由に想像して作ること**もお勧めです。
　視覚機能の向上につながるだけではなく、何と言っても楽しいので遊び感覚で取り組めます。

たくさん使うよ！ テングラム・パズル

やり方 | テングラム・パズルを並べて、見本と同じ形を作ります。

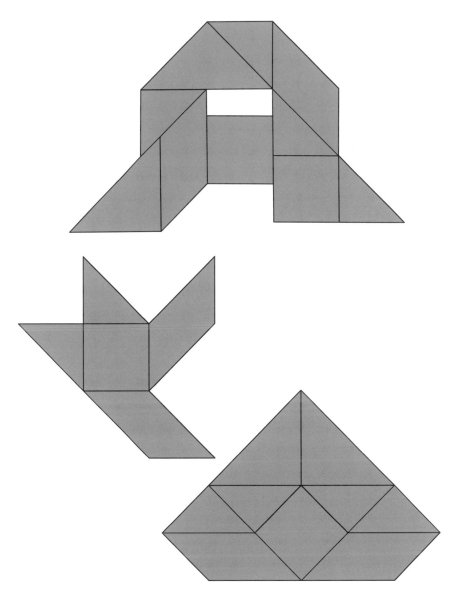

指導ポイント | 見本の形を覚えてから並べると、早くできる。

形を記憶するトレーニング

　見本の再現ができるようになったら、次は形を記憶するトレーニングをしていきます。

[やり方]　① 見本の形を、短時間でよく見た後に隠します。

　　　　　② 記憶をたよりに、見本の形を再現します。

　形を記憶する時、見本をよく見た後に眼を右上か左上のどちらかに向けると、眼球運動の感覚が映像の記憶をサポートするので、覚えやすくなることがあります。

　見本を覚えて形を再現するトレーニングは、パズルだけではなく、親子で遊びながらできる方法もたくさんありますので、いくつかご紹介します。

● 積み木やブロック

　大人が作った見本を記憶して、同じように組み立ててもらう。

● ぬり絵

　簡単なぬり絵に大人が色づけし、それを覚えて色をぬってもらう。

● 服のコーディネート

　Tシャツとズボン、靴下などで洋服をコーディネートして写真に撮り、写真を記憶して自分の服からさがして再現してもらう。

　お子さんが興味のあることを活用して、トレーニングを工夫してみましょう。

まっすぐ線を引くよ！ 点つなぎ

やり方 見本を見ながら、点と点を結んで線を引き、同じ図形を書き写します。

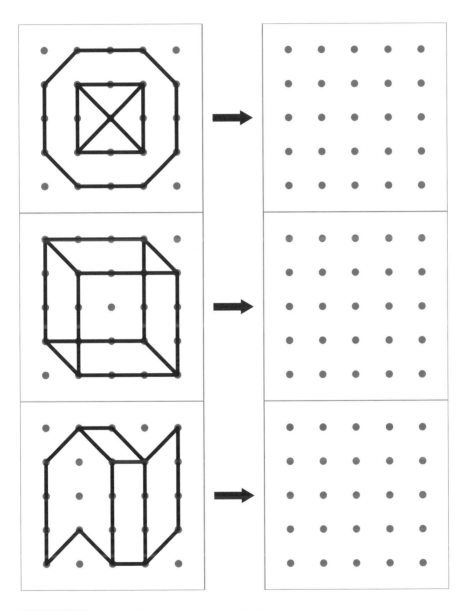

指導ポイント 点から線がずれないように気をつける。

頭の中で形をイメージする

　形を記憶することができるようになれば、**次は頭の中で形を操作する視覚的な想像力のイメージトレーニング**をしていきます。

[**やり方**]　① 図形や小物を見て、頭の中にイメージを作ります。

　　　　　　② ①を回転したり、後ろや両横から見たりしたらどうなるか、さらにイメージします。

　ポイントは、頭の中でイメージを操作することです。例えば図形なら、書き出す前に、イメージをふくらませて頭の中で図形を思いうかべます。

　いきなりイメージするのは難しいので、次のようなトレーニングから始めてみましょう。

● **図形のイメージ**

　左右非対称の図形を、そのまま模写する。次に図形を右90度、180度で回転させて書き写し、左90度、180度で回転させ同じように書き写す。

● **小物のイメージ**

　形や大きさが違う小物を並べ、横、後ろ、上から見た形を想像する。それぞれの位置に移動して、見た形を描いてみる。その後は、いよいよ見ずにイメージだけで考えていく。

　算数で単純な計算はできても文章題や図形問題が苦手な場合も、イメージする力がつけば解くのが上手になっていきます。

どの長さがいい?　スティック・パズル

やり方 | 見本を記憶して、スティック・パズルのピースを組み合わせて、見本を見ずに同じ形を作りましょう。

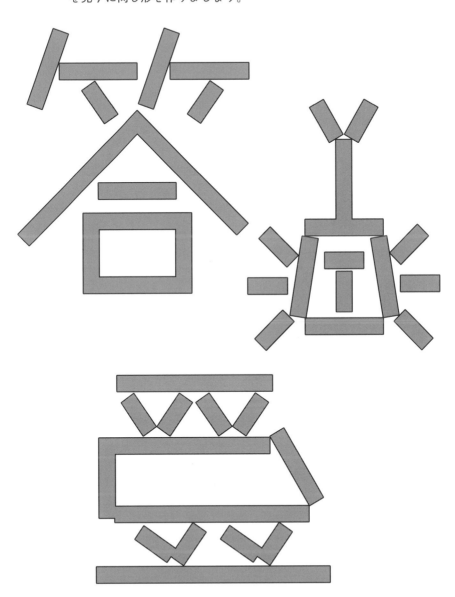

指導ポイント 長さの組み合わせがカギ。解答例は P.127。

イメージ力を上げるには 練習が必要

　ビジョントレーニングには、スマホやパソコンなどでできるデジタルのトレーニングもたくさんありますが、**視空間認知の力を上げるには眼と手を使って、物に触れて動かすという実体験が不可欠**です。

　その**実体験を通して、記憶力や想像力も鍛えられていく**のです。

　特に**イメージする力をつけることは難しく、小さいうちからの実体験は欠かせません**。ですからトレーニングとは別に、下のようなクイズやゲームに取り組むこともお勧めします。

● 折り紙クイズ

　折り紙を2〜3回折り、一部をはさみでカットする。次に、折り紙を開いたらどんな形になるかを想像し、紙に書く。最後に折り紙を開いた状態と、答え合わせする。

● パズルゲーム

　図形をはめ込むタイプのパズルは、普通の遊び方とは別に図形を回転させたり、裏返したりした時のイメージをする練習になる。

　イメージをすることが難しいと、時間や予定を視覚的にイメージすることも難しくなるので、スケジュールを管理することも苦手になってしまいます。

　時間の管理ができないと、学習面に加え生活のあらゆる面で支障をきたすので、暮らしの中でイメージ力を育てる工夫をしましょう。

線がないよ！ テングラム・パズル

やり方 テングラム・パズルを並べて、見本と同じ形を作ります。

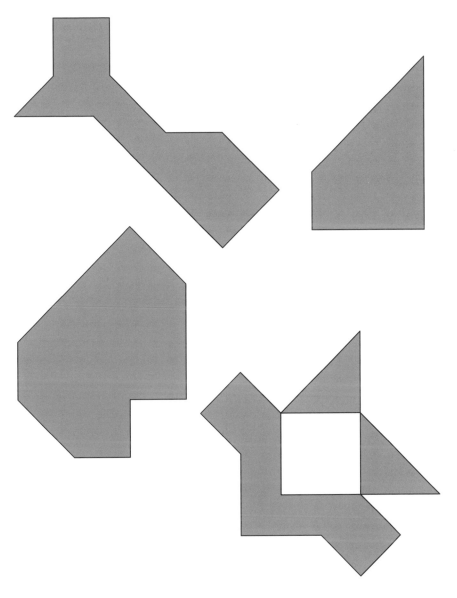

指導ポイント 頭の中で、線を引く。裏面も使う。解答例は P.127。

物を作ることを楽しむ

　お子さんの家での過ごし方として、「物を作る時間」を親として提供できていますか？

　繰り返しになりますが、視空間認知の力は眼と手を動かし考えることで発達していくので、**親御さんが意識してお子さんが物を作る機会を持てるようにすることをお勧め**します。

　例えば、**プラモデルを作ったり、ブロックを組み立てたり、手芸をしたりといった何か物を作る遊びは、眼と手を同時に動かす訓練**になります。

　アイロンビーズは、平面だけではなく立体の作品も作れるので、イメージ力を育てるためにもぜひ挑戦させてあげてください。

　これらの遊びを通じてできあがりをイメージしながら手を動かすことで、視空間認知の向上がもたらされます。

　また、**親子で今流行りのDIYで大工仕事をするのも効果的**です。木を切ったり、長さを測ったり、釘を打ったり、色をぬったりといったさまざまなことをする必要があり、作業を通して自然と見る力が鍛えられていきます。

　一緒に作ることを通して、家族の絆も深まることでしょう。

　子どもの見る力の発達には、生活の中で、眼で見て体を動かす経験の積み重ねが欠かせないことを心に留めておいてください。

点がいっぱい！ 点つなぎ

やり方 見本を見ながら、点と点を結んで線を引き、同じ図形を書き写します。

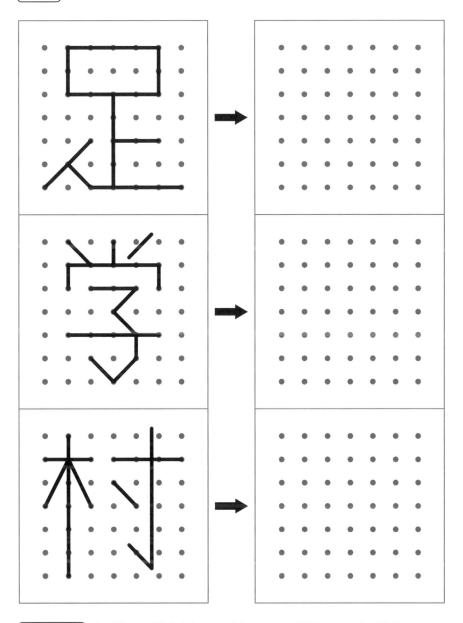

指導ポイント 点が多いと難易度もアップするので、目印になる点に注目。

スティック・パズル と テングラム・パズル

4章で使うパズルです。QRコードで読み取りプリントアウトするか、このページを拡大コピーして、厚紙に貼ります。おうちの方がていねいに切って、紛失しないようにそれぞれ袋に入れて保管してください。

● スティック・パズル

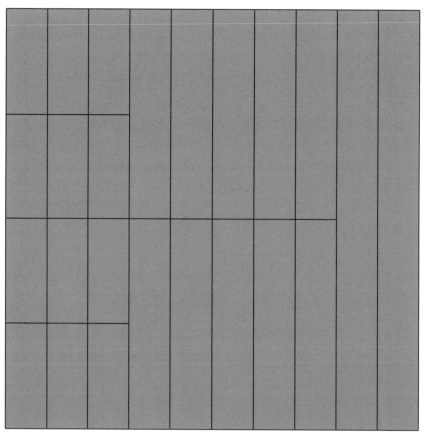

●テングラム・パズル

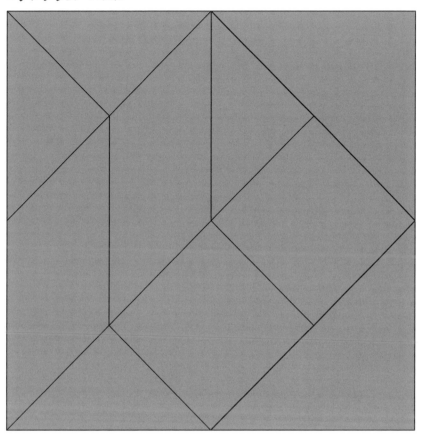

〈パズルの解答例〉答えは一つではありません。

●121ページ   ●123ページ   ●154ページ

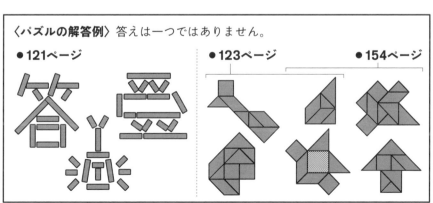

視覚機能を調べられる場所

　日本でも視覚機能についてずいぶん知られるようになり、視覚機能を調べられる場所も増えてきました。しかし、まだまだ非常に少ないのが現状です。

　眼科では視力を測り、眼の病気の検査は行いますが、視覚機能の検査を行うところはほとんどありません。

　最近では、学校の先生や臨床心理士、スクールカウンセラーなどの教育現場の方々が、視覚機能について学び、実践する方も増えてきました。視覚機能を調べることは難しくても、問題に気づき専門の機関を紹介してもらえるケースも出てきました。

　専門家をさがしたい場合は、各都道府県の発達障害支援センターに問い合わせると、各地域で行われている視覚発達支援の情報を得られる場合もあります。情報量は地域により差がありますので、情報がない場合は下記までお問い合わせください。

● 視機能トレーニングセンター　Joy Vision
兵庫県神戸市中央区三宮町 3 - 1 - 7
服部メガネ内　視覚機能研究会
https://visiontraining.biz/

5章

運動力をのばす

QRコードを読み取ると、
5章のワークが
A4サイズで
プリントできます。

眼と体のチームワーク

最近、遊んでいて転んだ時に手をつけずに、顔から落ちてしまう子が増えています。それはなぜでしょう？

人が適切に体を動かすには、下のような連携が必要です。

眼で情報を得る➡脳が判断し体に命令する➡体を動かす

このような**眼と体が連動する機能**を、「**眼と体のチームワーク**」と言います。

実は**眼と体のチームワークは、生まれたての赤ちゃんにはなく、眼で見て、手や体を使う体験を積み重ねて高まっていきます。**

この体験が乏しく、眼と体のチームワークがうまく働かないと、さまざまなことに苦手意識を持つことになってしまいます。

[苦手なことの例]

● **球技やダンスが苦手**

● **手先が不器用**

● **文字がきれいに書けない**

眼と体のチームワークを高めるためには、**見本を見ながら同じポーズをしたり、動く物を眼で追って手や足でタッチしたりする体を動かすトレーニング**をします。

体を動かしているうちに、自分の体をイメージする力も育っていきます。

どこが切れてる？ 方向体操

やり方 輪の切れている方向を、左上から順番に横に人差し指で指していきましょう。

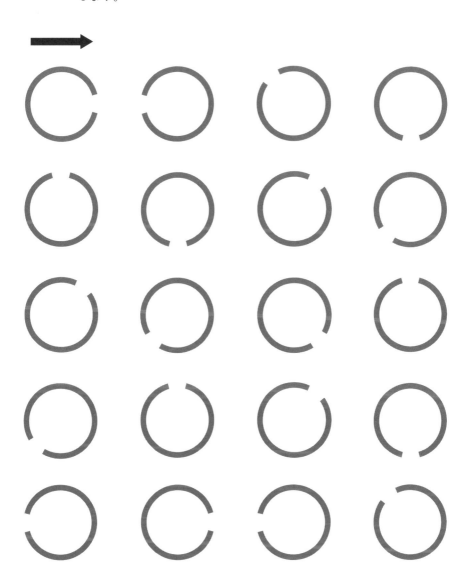

指導ポイント 慣れてきたら、「右下」「左上」「右」と、声に出しながら行う。

ボディイメージのトレーニング

お子さんが運動全般が苦手だったり、動きがぎこちなかったり、細かい作業が苦手だったりということはありませんか？

自分の体を思うように動かすためには、正しいボディイメージを持っていなければなりません。

ボディイメージは、自分の体の部位や大きさ、長さ、動かし方などを頭の中で思い描く能力です。例えば、自分の体に上下左右があることを認識できていないと、自分のまわりの上下左右の位置感覚もきちんと理解できません。

最初に書いたような問題がある場合は、ボディイメージの力が弱いことが考えられます。

ボディイメージのトレーニングでは、「右手で左肩を触り、左手で右肩を触る」というように、**自分の体の部位を細かく理解して、体のパーツをはっきりと意識して動かしていきます。**

ボディイメージの力を強くするためには、何度も何度も体を繰り返して動かすことが大切です。まずは体が安定するように、体幹部をコントロールできるように、体を大きく動かすトレーニングからしていきます。

体を動かしていくと、徐々に体の動きをイメージする力もついていき、細かい作業もできるようになります。

グー、チョキ、パーのトレーニング

やり方 右上から順にたてに、両手で絵と同じになるようにグー、チョキ、パー
を出していきます。

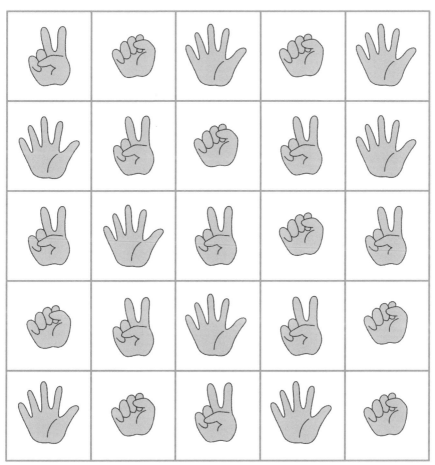

指導ポイント 慣れてきたら、絵に勝つ手、負ける手を出していく。

体の部位を意識する

　「左手で鼻をつまむ」「右手で左耳をつまむ」といった動作は、多くの人にとっては簡単なことで瞬時にできてしまいます。どうしてそんなことができないのか不思議に思われるかもしれませんが、ボディイメージの力が低いお子さんにとっては、とてつもなくやっかいな動作なのです。

　そのことを理解して、イライラせずにやさしくサポートすることを心掛けてください。

　体の部位を認識することが難しいお子さんには、**本人に意識させるために、「ここを動かそう！」と動かしたい部分を手で触ったり、具体的に伝えてサポート**してください。

　例えば、まねをするトレーニングでは、「まねしてごらん」とただ言うのではなく、「右手で左ひざを触って、左手で右肩を触ってごらん」と**どこをどう動かすか具体的に伝える**ようにします。

　人のまねがうまくできないお子さんは、動きの経験が少ないことも原因の一つだと言えます。

　ボールを投げるという動作では、手首や肩甲骨などの認識するべき部位を正しく意識して動かすことを繰り返せば、うまくできるようになります。全身が映る鏡があれば、自分の動作を眼で確認しながらできるので理解しやすくなります。

　「できるようになるまですること」も重要です。

体全体を動かそう！ 足チャート体操

やり方 足を閉じて立ち、左上から順番に絵と同じ足になるようにリズミカルに動きましょう。

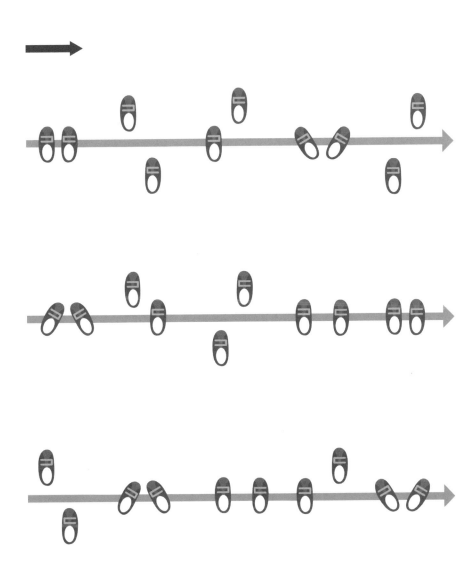

指導ポイント 頭の中で、足をどう動かすか考える。

上下左右の方向認識

　何をするにおいても、上下左右の感覚を身につけることは必須です。**上下の感覚は比較的容易につきますが、左右を認識するのに苦戦するお子さんは多くいます。**

　小学生になっても靴の右と左を間違ってはいたり、ダンスで左を向くべきところを右に向いてしまったりするのは、体には右半身と左半身があることを理解できていないことが考えられます。

　まずは**トレーニングで、自分の体に右と左があることを理解できるようにします。**そうすれば、自分のまわりの物の位置関係も分かるようになります。

　ここで取り組むのは、次のようなトレーニングです。
- **矢印体操**…矢印の方向を「上」「右」などと言いながら、移動したり、ジャンプしたりする。
- **まねっこ体操**…「右手を上に上げ、足は開く」など見本のポーズを見ながら、リズムに乗って同じポーズをする。

　矢印の向きやポーズを素早く把握して、正しく体を動かせるようにすることがポイントです。

　体を動かすトレーニングは、ジャンプやポーズがあって楽しいので子どもは大好きです。**自分の体の右と左をはっきりと意識して動かせるまで、根気よくつきあってください。**

LEVEL 1

大きく動くよ！　矢印体操

やり方　右上から順番にたてに、矢印の方向を声に出しながら、両手をその方向にリズミカルに動かします。

指導ポイント　徐々にリズムを速くしていく。

体が思うように 動くようになるために

　ボディイメージは、鬼ごっこをしたり、キャッチボールをしたりして、遊びの中で眼や体をいっぱい動かして自然につくものです。しかし、**今の子どもたちは体を動かす遊びをする機会が減り、それがボディイメージの未熟さにつながっている**ことが考えられます。

　体を動かす体験をやっていない、もしくはやらせていない場合、いろんな動作を組み合わせて体を上手に動かすことなどできなくて当然なのです。

　では、どうすれば良いのでしょうか？　家族で週末ごとに運動する機会を持つことが難しいご家庭では、**習い事などで定期的に体を動かす**ことが有効です。

　水泳やサッカー、ダンス、体操教室など、**お子さんが興味を持ち、近くにあって無理なく続けられるもの**なら何でもかまいません。長期の休みごとに、夏なら登山、冬ならスキーなどに挑戦する機会を設け、毎年レベルアップを目指すのも有効です。

　運動系の習い事が良いのは、例えば水泳でクロールの指導をする時に、「バタ足は膝をまげないように」「腕を回す時は、肩を開くイメージで」などと**体の部位と動かし方を説明してくれるので、子どもも体の部位と動かし方を考えて行動するようになるからです**。

　この体験を続けることで、体を思うように動かせるようになっていくのです。

ちゃんと出せるかな？　指立て体操

やり方　右上から順番に、両手で絵と同じ指を立てましょう。

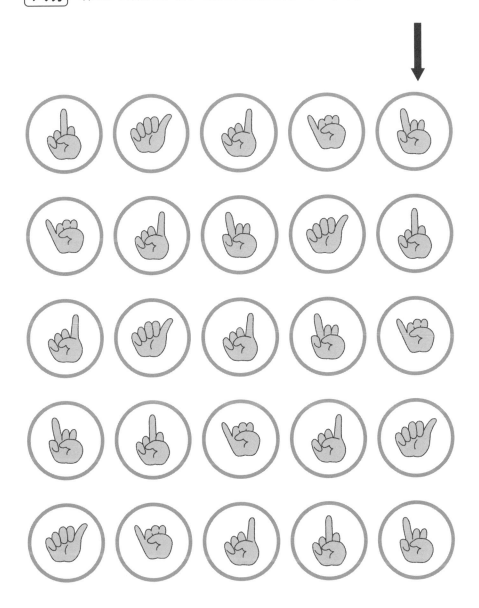

指導ポイント　他の指が一緒に立たないように注意。

運動系トレーニングは 続けることが大切

　ビジョントレーニングの効果が出る期間は、トレーニングの種類によって違いがあります。

　毎日続けると**眼球運動のトレーニングだと、一般的に３週間から３カ月で効果が出てきます。**いっぽう、**ボディイメージのトレーニングは、効果があらわれるまでにある程度の期間が必要**になります。加えて、**継続することでレベルアップ**していきます。

　運動系のトレーニングを長く続けるために必要になるのが、モチベーションです。モチベーションを上げるために大切な３つのことを紹介します。

① **好きなことをいかす**…いやなことは誰しも長続きしないもの。自分が好きなスポーツや、興味を持っている運動をすると良い。

② **レベルの調整**…内容が簡単すぎても難しすぎても良くない。２回に１回成功するくらいのレベルが、続けるためにはぴったり。

③ **効果を実感**…大人が記録を取って上達を実感できるようにしてあげると、意欲が湧いて継続しやすくなる。

　運動を続けることで、ボディイメージの力がつくだけでなく、スポーツが得意になると自分に対して自信が持てるようになります。これにより、他のことにも積極的に取り組めるようになります。

ジャンプもあるよ！　まねっこ体操

やり方　右上から順番にたてに、お手本の人形と同じポーズになりましょう。

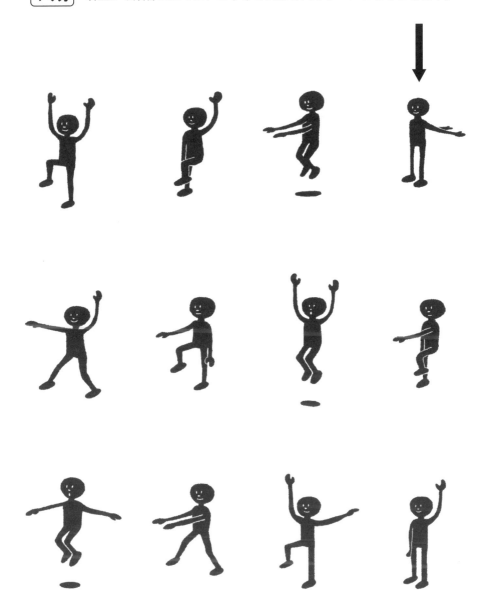

指導ポイント　難しい場合は、手だけ、足だけから始める。

運動で大切な力加減

　運動が苦手な子は、体を動かす時の力加減が分かっていないこともよくあります。

　例えば、バスケットボールでシュートをする時は、ゴールまでの距離を把握し、ゴールに入るちょうどいい力加減でシュートをしなければなりません。場所によって、ふんわり投げたり、遠くまで届くように力いっぱい投げたりと、距離に合った力加減でボールを投げる必要があります。このように**力加減が上手にできて初めて、思うようにプレイができる**ようになります。

　力加減は、自分で体を動かした経験から段々と身についていくものなので、始めから分かっている子などはありません。

　力加減をマスターするのは大変ですが、早く走ったり、思いっきりボールを投げたり**自分の最大限の力を出すことは比較的簡単**なのでそこから始めます。最大の力を5としたら、今は4の力が必要なのか、3の力が必要なのかを考えられるようになると良いでしょう。

　ボディイメージの力が低く力加減がうまくできないと、運動だけでなく日常生活でも支障をきたします。

　筆圧が強かったり低かったりするのも、お友達を強く押してしまうのも、コップにお茶を注ぐ時に勢いが強すぎてこぼれるのも、すべて力加減ができていないからです。運動だけでなく、普段の生活の中でも多様な体験ができるようにしてください。

連続で出すよ！ じゃんけん体操

やり方 矢印の順番に、イラストを見ながらあいこになる手を、2つずつ出していきます。次に勝つ手、負ける手でもやってみましょう。

① ➡   ② ⬇

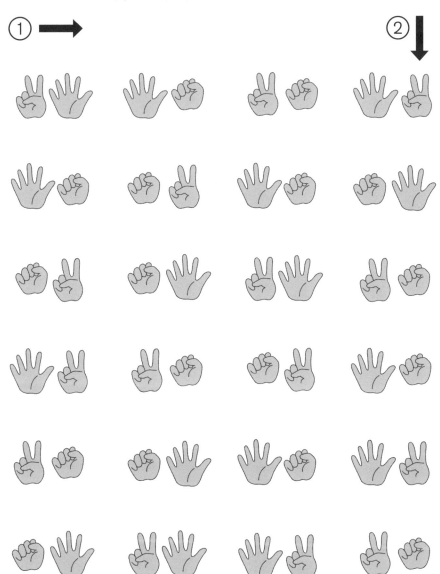

指導ポイント 「チョキ・パー」「パー・グー」と言いながらする。

ラケットなどの道具を使いこなす

　走ったり体操したりすることは何とかできても、ラケットなど道具を使う運動になると苦戦する子どもが増えます。

　卓球を例にあげて考えてみると、ピンポン玉の動きをよく見るとともに、ラケットを上手に使う必要が出てくるのですから難しくなるのは当然です。

　道具をうまく使いこなすためには、**道具を自分の体の一部としてイメージできることが重要**になります。ボディイメージでは、体のどの部位を動かしているかを考えられることが必要ですが、道具も体の部位の一つととらえます。

　テニスのラケットなら手がのびたイメージで、ラケットではなく手で打っていると考えられるようになることを目指します。

　運動では、バット、ラケット、縄跳びなどが、体の一部ととらえる道具です。運動以外では、えんぴつ、彫刻刀、包丁などです。

　道具はただ持てば良いというものではなく、**使いこなすためにはどの位置をどう持つのかを考えなければなりません。**

　例えば野球で打者になった時には、バントをするのかホームランをねらうのかによって、持ち方や姿勢も変えていきます。

　道具を使うスポーツでは、上達には何度も繰り返すことが必須です。いやにならないようにサポートしてあげてください。

よく考えよう！ 足じゃんけん体操

やり方 右上から順番にたてに、絵に勝つ足じゃんけんを出しましょう。

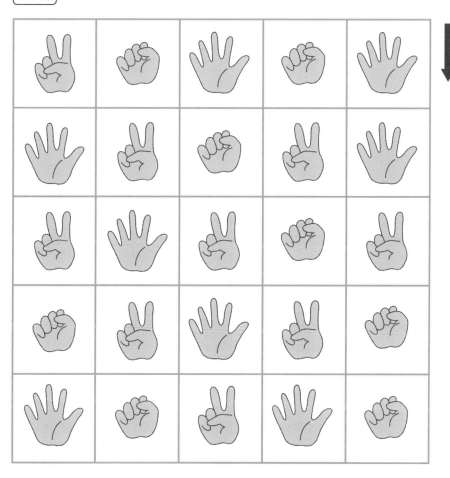

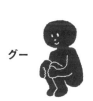
グー

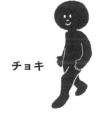
チョキ

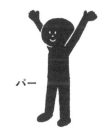
パー

指導ポイント まずは、足じゃんけんをマスターすることから。

プロスポーツでも活用

　ビジョントレーニングは、眼に問題がある人がするものと思われがちですが、**もともとよく見えている人の視覚機能を上げる効果**もあります。

　実際、多くのプロスポーツの選手に活用されています。

　アメリカでは多くのプロの選手が、視覚の専門家のもとで視覚機能を鍛えており、トレーニング法として普及しています。メジャーリーグの選手がトレーニングを受けて、大きく打率をのばしたというデータもあります。

　日本でもプロの野球選手やボクサー、サッカー選手などがトレーニングを受けており、私も数多くの有名スポーツ選手に、眼と体のパフォーマンスを向上させるための指導を行ってきました。

　ではなぜビジョントレーニングが、運動能力アップにつながるのでしょう？　**視覚機能と眼と体の連動が向上するので、眼で見たものに対して、正しく思うように体が動かせるようになる**からです。

　トレーニングをすることで、運動能力やボールを投げたり、ラケットを操作したりする際に必要な手先の器用さも上がります。

　将来の夢がスポーツ選手だというようなお子さんには、積極的にビジョントレーニングをさせてあげてください。スポーツ選手にならなくても、**見る力がつき運動が得意になれば、やる気や自信が育ち、お子さんの人生が大きく変わっていきます。**

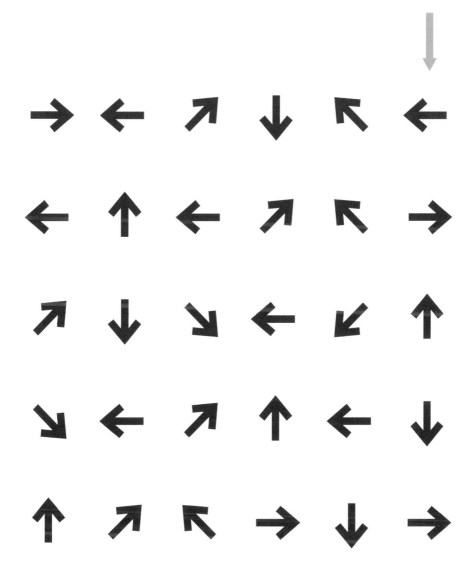

ちょっと難しい！ 矢印体操

やり方 右上から順番にたてに、矢印の方向を声に出しながら、両手をその方向に動かします。

指導ポイント 慣れてきたら、↑の場合はジャンプ、↓の場合はしゃがむ動作を加える。

休日に家族で運動習慣を

　ボディイメージのトレーニングは、やればやるほど向上するので、ここで紹介するトレーニングの他に、**休みの日を利用して家族で近くの公園などで運動習慣を作り集中してトレーニング**をすることをお勧めします。

　視覚機能の向上で考えると、一度に長時間しても子どもは飽きる上に苦痛になる恐れもあるので、下記の時間を目処に行うと効果的です。とにかく継続することが大切です。

- **お勧めの運動**…キャッチボール、サッカー、バドミントン、テニス、フリスビーなどを組み合わせて行う。
- **トレーニングの時間**…週1日の場合はトータルで60分、週2日の場合は1日に30分。
- **1回の時間**…1回につき10〜20分程度の時間に分け、休憩をとりながら行う。
- **レベル**…お子さんのできることから始め、徐々に難しいものへと難度を上げていく。

　家族で一緒にトレーニングを行うと、楽しみながらできるので継続することが期待できます。**運動した後に、ごほうびのおやつを用意してあげるとやる気もアップ**します。

　運動習慣は、親世代の視覚機能の向上と健康のためにも良いことは言うまでもないので、楽しみながらつきあいましょう。

できたら楽しい！ まねっこゲーム

やり方 矢印の順番にたてに、イラストを見本にして、同じポーズを作ります。

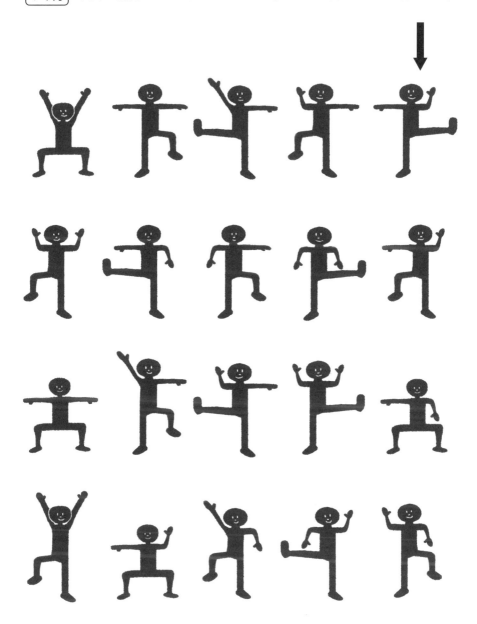

指導ポイント メトロノームや手拍子に合わせて行う。

トレーニング効果のチェック

トレーニング開始から1年間は1カ月ごとに、親子で一緒に見え方が改善しているかどうかチェックしていきます。

次のページからの5つのチェックに挑戦して、それぞれの視覚機能の改善状況を確認してください。時間がかかりすぎたり、間違えたりした項目は、再び重点的にトレーニングを行いましょう。

今後の目標

視覚機能は、1度鍛えればずっと働き続けます。
まずは視覚機能が定着する1年を目標に頑張ってください。
その後は、ときどきトレーニングをすると、効果が維持できます。
3カ月に1度は、トレーニング効果のチェックをして、
視覚機能が衰えていないか確認すると良いでしょう。

チェック1　集中力のトレーニング効果

方法

まずは21ページで、おさらいをします。次に本を眼の高さにまっすぐ持ち、両眼を寄り眼にして、★→●→▲→■の順に正しく見ていきます。

チェックポイント

□ 各ポイントで、線がクロスしている。

□ 両眼が同じように寄っている。

判定	評価の基準
○	4つとも正しい見え方ができる
△	4つとも正しく見えるが、1つにつき3秒以上かかる
×	1つ以上正しい見え方ができていない

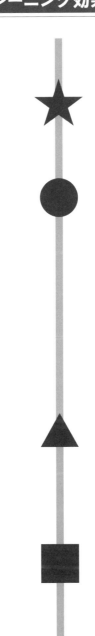

左眼　　　右眼

チェック2　書く力のトレーニング効果

方法 同じマークからマークまでを、上から下に眼だけで線をたどります。

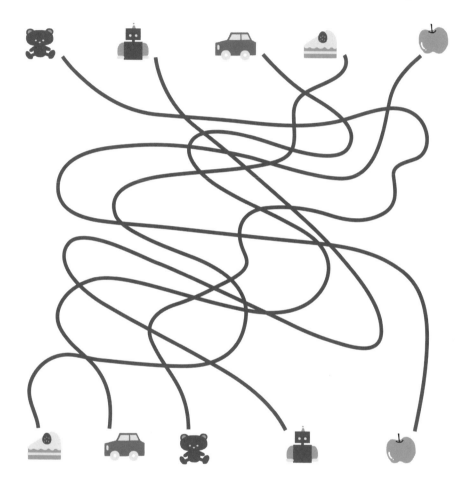

チェックポイント

☐ 頭を動かしていないか。

☐ 眼がちゃんと動いているか。

☐ つい指が出ないか。

判定	評価の基準
○	30秒かからずに5つ正解
△	30秒以上かかるが5つ正解
×	2つ以上ミス

チェック3　読む力のトレーニング効果

方法 時間を計って、数字を左上から横に声に出して読んでいき、次に右上から
たてに読んでいきます。

→❶　　　　　　　　　　　　　　　　　**❷↓**

3	2	7	5	6	4	5	4
6	3	1	8	5	4	7	2
9	5	4	0	6	2	3	8
5	1	3	7	2	8	7	4
2	9	5	6	7	2	0	4
4	6	3	4	0	8	2	5
6	9	7	2	5	1	4	8
8	5	7	2	6	1	3	9
1	3	7	6	5	4	9	8
5	4	0	9	8	1	3	4

チェックポイント

□ 数字を飛ばして読んでいないか。
□ 二度読みしていないか。

判定	評価の基準
○	横読み、たて読みの合計時間が、ミスなしで45秒以内
△	横読み、たて読みの合計時間が、45秒以内でミスあり
×	45秒より時間がかかった

153

方法　時間を計って、テングラム・パズルを並べて見本と同じ形を 1 つずつ作ります。解答例は P.127。

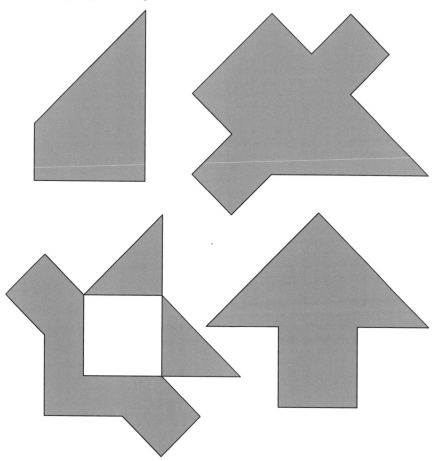

チェックポイント

☐ 見本のそばにピースを置かずにできているか。

☐ 頭の中でピースを回転できているか。

判定	評価の基準
○	4つを1分以内にできる
△	4つ正解はできるが、1分より時間がかかる
×	1個以上できない

方法 左上から順に、時間を計って、お手本と同じポーズをしていきます。

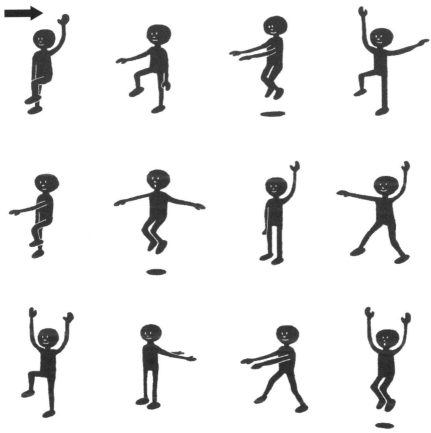

チェックポイント

☐ 同じポーズができているか。

☐ 足がふらついていないか。

判定	評価の基準
○	20秒以内に正確できた
△	20秒以内にできたが、2つまで間違いがあった
×	20秒よりかかるか、3つ以上の間違いがあった

おわりに

　米国留学を終えて、日本に戻り、ビジョントレーニングを普及させる活動を始めてから、20年以上がたちました。

　最初の頃は手探りの状態で、私も勉強させていただきながら歩んできましたので、お子さんや保護者の方にもご迷惑をかけながらの歩みだったと思います。このような私と一緒に歩んでいただき、感謝いたします。

　この間、私の講演を聴いていただき、ビジョントレーニングをいろいろな現場で指導に取り入れてくださっている先生方も増えていきました。現場の先生方から学ばせていただくことも多く、感謝いたします。

毎日の少しのトレーニングの積み重ねで視覚機能は育っていきます。子どもから大人まで、少しでも視覚機能をのばすことで、自分の力を発揮できるようになり、楽しく、いきいきと生きていけるようになる人が一人でも多く増えていくことが私の願いです。

　本書ではビジョントレーニングの進め方について、今までの経験から効果的に進める方法をまとめています。楽しく、頑張りすぎず、遊びのように取り組んでみてください。

　多くの人生の喜びを観ること、それがビジョントレーニングの目標です。

2023年5月吉日

一般社団法人　視覚トレーニング協会　代表理事
米国オプトメトリー・ドクター
北出勝也

［著者］

北出勝也

きたで・かつや

一般社団法人 視覚トレーニング協会 代表理事
視機能トレーニングセンター Joy Vision 代表
米国オプトメトリー・ドクター

兵庫県生まれ。関西学院大学卒業後、キクチ眼鏡専門学校を経て、米国パシフィック大学大学院へ留学。検眼学（オプトメトリー）を学び、米国の国家資格「ドクター・オブ・オプトメトリー」を取得。帰国後、日本には数少ないオプトメトリストとして、見え方の悩みを持つ子どもやスポーツ選手の視覚機能の検査、トレーニング指導に従事。書籍の執筆や講演会、勉強会の講師など幅広く活躍。著書・監修書に『学ぶことが大好きになるビジョントレーニング』（図書文化社）、『新装版 発達障害の子のビジョントレーニング』（講談社）、『発達の気になる子の学習・運動が楽しくなるビジョントレーニング』（ナツメ社）など多数。

〈子どものやる気を育てる〉シリーズ
勉強とスポーツに自信がつく
ビジョントレーニング

2023年5月10日　第1版第1刷発行

著　者───────北出勝也

発行者───────矢部敬一

発行所───────株式会社　創元社

　　　　　　　　〈本社〉
　　　　　　　　〒541-0047　大阪市中央区淡路町4-3-6
　　　　　　　　Tel.06-6231-9010㈹

　　　　　　　　〈東京支店〉
　　　　　　　　〒101-0051　東京都千代田区神田神保町1-2 田辺ビル
　　　　　　　　Tel.03-6811-0662㈹

　　　　　　　　〈ホームページ〉
　　　　　　　　https://www.sogensha.co.jp/

印　刷───────株式会社　太洋社

装幀・ブックデザイン・
イラスト・図版制作───── 小守いつみ（HON DESIGN）

装画───────ナカムラヒロユキ

編集・執筆協力───── 林　聡子

© 2023 Katsuya Kitade Printed in Japan
ISBN978-4-422-41100-2　C0047

落丁・乱丁本はお取り替えいたします。

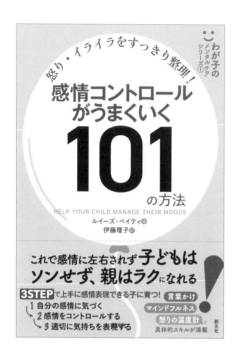

わが子のメンタルケアシリーズ①

怒り・イライラをすっきり整理！

感情コントロールが
うまくいく101の方法

ルイーズ・ベイティ［著］

伊藤理子［訳］

ISBN978-4-422-12072-0
四六判　並製　128頁
定価1,760円（税込）

5〜16歳の子どもを持つ親のための〈わが子のメンタルケア〉シリーズ第１巻。子どもが自分の感情に気づき、それをコントロールし、適応的な方法で表現するスキルが獲得できる一冊。

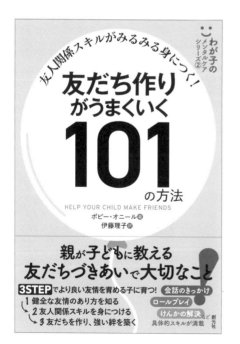

わが子のメンタルケアシリーズ②

友人関係スキルがみるみる身につく！

友だち作りが
うまくいく101の方法

ポピー・オニール［著］

伊藤理子［訳］

SBN978-4-422-12703-7
四六判　並製　128頁
定価1,760円（税込）

5〜16歳の子どものための〈わが子のメンタルケア〉シリーズ第２巻。親が子どもに健全な友情のあり方を教え、より強い絆を築き、自信を持って新しい友人を作れるようになる方法が満載。